孩子身高管理

任钢 著

天津出版传媒集团

天津科学技术出版社

图书在版编目（CIP）数据

孩子身高管理 / 任钢著. —— 天津：天津科学技术
出版社，2022.1

ISBN 978-7-5576-9750-1

Ⅰ.①孩… Ⅱ.①任… Ⅲ.①儿童—生长发育 Ⅳ.
①R179

中国版本图书馆CIP数据核字（2021）第231230号

孩子身高管理

HAIZI SHENGAO GUANLI

责任编辑：杨　譞

责任印制：兰　毅

出　　　版：天津出版传媒集团
　　　　　　天津科学技术出版社

地　　　址：天津市西康路35号

邮　　　编：300051

电　　　话：（022）23332490

网　　　址：www.tjkjcbs.com.cn

发　　　行：新华书店经销

印　　　刷：三河市金元印装有限公司

开本880×1230　1/32　印张8.75　字数179 000
2022年1月第1版第1次印刷
定价：59.80元

目录

第**9**章　　有关身高的常见问题

第 1 章

遗传因素决定孩子未来身高？

让家长操心不已的孩子身高问题

　　孩子的身高是否达标？最终能长到多高？能否达到家长的预期？这些都是家长在孩子成长过程中最为关心的问题。从孩子出生起，家长就会有意无意地把自家孩子的身高、体重这些指标拿来和其他孩子比较，希望自己的孩子总能"高人一等"。

　　不得不承认的是，高个子的人往往显得气场更强、气质更出众，不管是朋友聚会、相亲择偶，还是面试找工作，都更容易获得印象加分。而身高不理想的人，往往会因为个子没别人高而感到自卑，从而面临更大的心理压力和生存压力。国外曾经进行过一项有趣的关于成人身高和收入关系的调查研究，结果显示，身高每多1厘米，收入就会增加3%。在这里，我绝对不是要宣扬"唯身高论"或者"唯金钱论"，我更想说的是，除了外在形象管理以外，人体的身高也与一个人的健康状态、心理状态和社会交往状态息息相关，因此必须要重视。

　　每位家长都希望自己的孩子有一个理想的身高，但身高也是一个最容易被家长忽略的问题。因为身高是一个实在难以用天、周甚至月这种常用的时间单位来衡量的变量，孩子的身高要经过更长时间的观察，才有可能发现几厘米的微小变化。正是因为身高的变化难以肉眼可见，所以家长的注意力往往更容易放在其他显而易见的问题上，比如学习成绩、意外、伤病等，从而忽略了关注孩子身高增长是否正常。

其实除了家长会关心孩子的身高，儿科医生也会非常关注孩子的身高。因为身高对儿童来说是一个非常重要的医学指标，在医生眼中，儿童身高不仅是一个形态测量学上的数据，更是儿童是否健康的外在表现之一。

从小宝宝出生后的定期体检，到入园、入学体检，再到中小学生每年的体质监测和成人的年度健康体检，身高都是一个必不可少的检查项目。这是因为身高不仅是一种人体形态特征，还是一个反映人体机能是否正常运转的指标，身高的异常有可能是某些疾病的临床症状，就好像发烧、咳嗽可能是肺炎的症状一样。

发生在不同年龄段人群身上的身高异常，对应的疾病类型也有所不同。儿童保健医生会特别关注一岁以内的小宝宝的身高和体重的增长情况，如果这些指标明显低于正常值，可能意味着孩子患有某些先天性疾病，或者家长在喂养上存在问题；孩子年龄大一些以后，如果身高持续低于大多数同龄孩子，可能就需要检查孩子是否患有潜在疾病，特别是内分泌系统的疾病；如果是中老年人，特别是绝经以后的女性，出现身高降低的情况，就要警惕患上骨质疏松症的风险。

在我出门诊的时候，经常会有家长问我："任医生，我家孩子的身高正常吗？他能长多高？还能不能再长高些？"

判断身高是否正常，针对儿童和成年人有不同的方法。针对儿童，目前普遍采用生长曲线图的方式来监测孩子发育是否正常；而针对成人，则相对简单，看一看是否达到所在地区的同性平均身高就可大体做出判断。

成年人的身高是一个范围很大的区间。现代史上有记录的最高的人是美国人罗伯特·潘兴·瓦德罗，高达272厘米；最矮的人是尼泊尔人钱德拉·巴哈杜尔·唐吉，他的身高是54.6厘米。但这些"世界之最"多是疾病造成的，并不属于正常情况。事实上，在某一国家或者某一族群中，绝大多数人的身高会集中在一个相对变化较小的范围内。从统计学角度考虑，某一人群的平均身高比身高范围更为重要，也更能代表这个特定人群的形态学特点。

原国家卫生和计划生育委员会发布的《中国居民营养与慢性病状况报告（2015）》指出，中国男性和女性的平均身高分别为167.1厘米和155.8厘米。我还要告诉你另一组数据：在2002年的调查中，中国男性和女性的平均身高分别是166.7厘米和155.1厘米。有没有发现，13年过去，男性的平均身高增长了0.4厘米，女性的平均身高则增长了0.7厘米。不要小看这十几年间不到1厘米的身高增长，这可是全国范围内的平均身高数值，意义重大。也许换一个角度看，你会更有体会：你有没有发现周围一代一代的孩子变得越来越高了呢？我想答案是肯定的。

那么，人群的平均身高会不会就这样无限制地增长下去呢？如果国人的身高表现出逐代递增的趋势，家长是不是就不需要为孩子的身高担心了呢？为了回答这些问题，我们要先从身高是由什么决定的讲起。

决定身高的两大关键因素

除去疾病的情况，成年人的身高主要由两方面因素决定：一是每个人的内部生物学因素；二是外界的环境因素。内部生物学因素主要指遗传，也就是每个个体父母的身高，这是孩子成年后身高最主要的决定因素；外界的环境因素是指孩子的睡眠状况、营养状况、运动状态等。医学研究表明，一个人的身高，70%～80%由遗传因素决定，而另外的20%～30%则由外界因素决定，如果套用句歌词来说，就是"七分天注定，三分靠打拼"。

遗传因素是与生俱来的，我们无从选择，也不能改变。而环境因素却是可以通过人为努力来改变的。比如说，我们可以保障孩子充足的睡眠时间、均衡的膳食结构、科学的体育运动等，这些都对促进长高有正向作用。

千万不要小看了环境因素对身高这20%～30%的影响，如果家长能够在孩子骨骼成熟前关注这些因素，并且尽最大可能去发挥这些因素的作用，不仅可以使遗传因素的作用得到充分的发挥，还能为孩子发掘出更大的长高潜能。一般认为，环境因素可以使一个孩子成年后的身高在遗传身高的基础上，有接近 5 厘米或者更大的长高空间。虽然以目前的医学水平来看，人类还不能完全控制自己的身高，但是因为环境因素存在可控性，这就为渴望长得更高的孩子及其父母提供了希望。我会在后续的章节中逐一把环境因素对身高的影响做详细的介绍。

在这里，有必要指出另外一个非常重要的影响孩子身高的因素，那就是胎儿在妈妈子宫内的发育成长情况，这与孕妇的营养、健康状况等因素有关。如果孕妇的营养摄入不均衡，或患有慢性疾病，或者存在不良的生活方式，例如抽烟喝酒、频繁接触有毒有害物质等，也会影响到胎儿的发育，导致孩子成年后身高不理想。所以对孩子健康的关注要从怀孕开始，对孩子身高的关注也要从怀孕开始，甚至在备孕阶段就要注意，尽量做到优生优育。毕竟，有时候从胎里带来的疾病，后期再怎么补救也没用。

遗传因素究竟怎样影响身高？

　　遗传是生物的一个基本特征，它保证了种族能够相对稳定地延续。说到遗传，你可能会想到一大堆既陌生又熟悉的名词，比如染色体、DNA、基因，等等。这些看似复杂的概念背后的基本原理其实并没有那么深奥，经过接下来的梳理和讲解，相信大多数读者都能够更清晰地理解它们的基本概念及其对身高的意义。我们先从人体最基本的单位——细胞说起。

　　我们每个人的身体都是由不可计数的细胞构成的。具有相同形态和功能的细胞聚集在一起就形成了具备不同功能的组织：比如骨骼肌细胞构成的骨骼肌组织，可以听从神经系统的指挥进行收缩和舒张；而胰脏中有一种 β 细胞，它们聚在一起形成胰岛组织，其功能就是在机体各方面调控下分泌胰岛素，进一步控制和稳定血液中葡萄糖的水平。虽然细胞的形态和功能各不相同，但是神奇的是——每个人身体中的所有细胞都是由同一个原始细胞分化而来的，这个细胞就是生命最初的起点——受精卵。而一个人体内的所有细胞都具有相同的遗传信息，这些遗传信息就储存在细胞核的染色体中。

染色体是由德国生物学家弗莱明在1879年首先发现的。细胞核内的这些丝状或棒状结构的物质很容易被碱性染料染色，因此被称为染色体。正常情况下，人类的绝大多数细胞有46条染色体。而这46条染色体中存在着"两两相像"的现象，所以也可以称之为"23对"染色体。当然，还存在一些特殊情况，比如我们通常说的红血球即红细胞，也是一种独立的细胞，不过它里面没有细胞核的结构，也就没有染色体。另一个特例是生殖细胞，也就是精子和卵子，经过一种特殊的"减数分裂"以后，它们各自只保留了23对染色体中的一半，即23条染色体。当精子和卵子结合为受精卵后，分别来自父方和母方的染色体组合在一起，细胞内的染色体数又恢复成23对。所以我们每一个人的染色体包含的信息一半来自爸爸，另一半来自妈妈。

除了上述的一些特例外，正常情况下人体细胞的染色体的数量和结构都是稳定的，如果染色体的数量和结构发生变化，就可能会导致"染色体病"。准妈妈在孕期15～18周做产检时都会进行一项检查——"唐氏筛查"，而这项检查的主要目的之一就是判断胎儿是否有罹患唐氏综合征的风险。唐氏综合征就是一种由染色体数量发生改变而引发的疾病。它还有两个不太为人所知的名字，分别是"先天愚型"和"21三体综合征"。从名字不难猜到，正常情况下21号染色体应为两条，但在细胞分裂的过程中异常地变成了三条，这就是唐氏综合征的发病原因。遗憾的是，虽然我们了解了这种疾病的发病原因，但是目前的医疗水平还不能有效治疗它。

发现染色体 70 多年以后的 1953 年，科学家才发现染色体的基本结构是具有双螺旋结构的脱氧核糖核酸链（见图 1-1），也就是我们经常听到的 DNA 链。DNA 链经过高度的螺旋、折叠和盘绕后被压缩了 8000 多倍，形成了显微镜下可见的染色体。DNA 中的一些特定片段可以为相应的蛋白质进行编码，DNA 结构的差异造成了在 DNA 指导下所合成蛋白质的差异，从而可能造成同一物种中某些特征或者性状的差异。有些差异是外在的、显而易见的，比如我们这里说的身高、皮肤颜色、头发颜色以及虹膜颜色等。还有一些差异就不那么明显了，比如血型。这些决定某一个特定性状的 DNA 片段就被

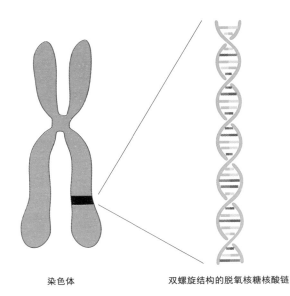

染色体   双螺旋结构的脱氧核糖核酸链

图1-1　染色体与基因

称为基因。

2001年，人类基因组计划的初步研究结果显示，人体细胞核中的46条染色体中包含3万～3.5万个基因。有时，单一基因就可以控制某一种性状。举例来说，单眼皮和双眼皮就是一种由单一基因决定的性状表现形式。白种人绝大多数都是双眼皮，而黄种人中却存在着大量的单眼皮。在日常生活中我们会发现，如果爸爸或者妈妈一方是双眼皮，那么他们的孩子也通常是双眼皮。在遗传学上这种现象叫作显性遗传。有人说，我在年轻时是单眼皮，到了40岁以后才变成双眼皮，难道是基因发生了变化吗？当然不是这样。在正常情况下一个人的基因会终身保持不变，单眼皮之所以会变成双眼皮，只不过是因为单、双眼皮这种性状具有延迟表达的特点罢了。

不过对人体这样一台"超精密仪器"而言，大部分的性状还是由一系列相关的基因共同进行调控的。比如，决定身高的基因就比决定单、双眼皮的基因要复杂得多。目前医学研究认为，人体有700个以上的基因——也就是DNA片段，与身高存在着直接或间接的关系。

"爹矬矬一个，娘矬矬一窝"是真的吗？

国内一些地区流传着这样一句谚语："爹矬矬一个，娘矬矬一窝。"也就是说来自母亲一方的遗传因素对孩子身高的影响更大。事实真的是这样吗？我们还是要从染色体说起。

前文说到，正常情况下人体细胞核中存在 23 对染色体。其中，编号 1 ~ 22 号的成对染色体，每对染色体都有相对固定的形态和结构，并因此而进行编号。如果仅仅对这些染色体进行观察，基本上看不出人与人之间的差别，所以它们被称为常染色体。然而，第 23 对染色体却不一样，两条染色体的形态可能存在差异，被称为性染色体。女性性染色体由一对相同的 X 染色体构成，即 XX（见图 1-2），一条来自母亲，一条来自父亲；而男性性染色体则是由一条 X 染色体和一条 Y 染色体组成的，即 XY，其中 X 染色体来自母亲，Y 染色体来自父亲。由此，在遇到一些需要做性别鉴定的特殊情况时，就可以通过染色体的核型分析做出最终的性别判定。

前文提到，身高是受到 700 个以上基因调控的多基因调控性状。

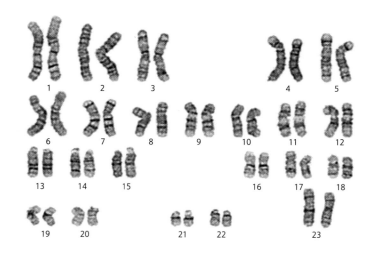

图1-2　女性核型分析结果，性染色体为XX

而这 700 多个基因分布在不同的染色体上，并非仅仅分布在决定性别的那一对性染色体上。这也就是说，孩子的身高由父母双方的基因共同决定，而不是由母亲或父亲单方面决定的，或者以某一方为主导的。所以"爹矬矬一个，娘矬矬一窝"的说法是不准确的。

X 染色体造成的身材矮小

提到性染色体和身高的关系，的确存在由 X 染色体异常造成的身材矮小的疾病，比如特纳综合征，也叫先天性卵巢发育不全。

这种病并不是一种遗传自父母的疾病，而是在细胞分裂过程中染色体自身异常造成的。特纳综合征患者最经典的核型表现是 45X，也就是说这些患者部分细胞中的染色体只有 45 条，本来应该包括两条染色体的性染色体中仅仅保留了一条 X 染色体。这些患者因为 X 染色体部分或完全缺失而出现此病。

特纳综合征患者除了身材矮小外，还会出现一系列其他症状，如颈蹼、低位耳、脊柱侧弯、扁平足、手脚水肿等，同时患上先天性心脏病、糖尿病以及甲状腺功能减退症的概率也比正常人高一些。

由于现代医学发展水平的限制，目前还没有任何医疗手段可以彻底治愈特纳综合征。但是，我们可以采取一些对症治疗来减轻这种疾病给患儿生长发育带来的不良影响。比如在做出明确诊断后，可以在患儿成长早期使用生长激素，帮助患儿加快生长速度，以便在成年后获得更理想的身高。

两个公式科学预测孩子身高

既然成人身高的 70% ～ 80% 都是由遗传因素决定的，那么我们可以根据父母的身高对孩子成年后的身高进行某种程度上的预测吗？的确可以。我先来介绍两种常用的简便方法及其计算公式。

第一种方法较为实用，只要掌握你和你的伴侣的身高数据，就可以预测你们俩将来孩子的身高。具体估算方法是：如果是男孩，就用爸爸的身高加上妈妈的身高再加上 13，然后把三者之和除以 2；如果是女孩，就用爸爸的身高加上妈妈的身高减去 13，把结果除以 2。在这个计算结果的基础上加减 5 厘米，就是孩子可能的身高范围。通过这种方法计算出来的身高叫作"遗传身高"。

$$男孩身高（cm）= \frac{父亲身高（cm）+ 母亲身高（cm）+ 13}{2} \pm 5（cm）$$

$$女孩身高（cm）= \frac{父亲身高（cm）+ 母亲身高（cm）- 13}{2} \pm 5（cm）$$

举个例子，假如一个女孩的爸爸身高是 170 厘米，妈妈身高是 158 厘米，遗传身高的算法结果是 (170+158–13)÷2=157.5 厘米，那么这个女孩的遗传身高范围就是 152.5 ～ 162.5 厘米。

各位家长不妨用自己父母的身高计算一下自己的遗传身高。如果你目前的身高高于计算得出的遗传身高，这就意味着，你成长过程中的后天环境因素和你自己的努力，对你的身高产生了非常大的积极作用。反之，如果你的身高低于遗传身高，则意味着你并没有把父母带给你的天赋优点充分发挥出来。

第二种测算身高的方法，则更为简单。对于男孩，用 2 周岁时的身高值乘以 2；而女孩，因为发育比男孩快，须用 18 个月时的身高值乘以 2,这样也可以粗略地估算出孩子成年后的身高。这一方法看似简单粗略，但也是有一定科学依据的。据研究，孩子在出生后的一年内，影响身高的主要因素是母亲怀孕期间的营养情况和胎儿的宫内环境，此时，孩子的身高与成年后身高的相关系数只有 0.25；但是，在孩子 2 岁时，身高与成年身高的相关系数则提高到 0.8。所以可以用孩子 2 岁时的身高推测其成年后的身高。

除了上述的两种方法外，对于身高还有更为精确的预测方法，不过计算过程较为复杂，而且需要专业人士的帮助，比如通过检测"骨龄"来预测孩子未来的身高。和生物学年龄相似，骨头也是有"年龄"的，而骨龄就是评价骨骼成熟程度的一种标准。举个例子，比如你的孩子今年 12 岁，经过检测发现骨龄却只有 11 岁，那么孩子的骨骼年龄就小于生物学年龄，这就意味着孩子还有很大的身高增长空间。反之，如果孩子年龄是 12 岁，骨龄却达到 14 岁，那么孩子的身高增长空间就有限了，而且骨龄比生理年龄提前了 2 岁，这种骨骼的提前发育现象往往是疾病造成的，家长需要及时带着孩子前往正规医疗机构进行检查，找到背后的真正原因。有关骨龄的知识，我会在第 2 章为大家做详尽的介绍。

从医生的角度建议，3 岁以上的儿童如果每年身高增长不足 5 厘米，就可以考虑去医院检测骨龄了。检测骨龄通常是采用对儿童的左手包括手腕进行 X 光照相的方式，但其实其他关节部位的 X 光片也可以用来间接评估骨骼的成熟程度以及生长空间，不过这并不是骨龄。比如，如果有孩子的腿恰巧受了外伤，拍了一张包含膝关节的 X 光片，这时就可以使用这张 X 光片来评估孩子膝关节周围骨骺的开放程度。如果需要精确地测量骨龄则需要拍摄左手的 X 光片。

变异可能带来身高奇迹

讲完遗传，就不能不说到生物界的另一种普遍现象，那就是与遗传密不可分的变异。遗传保证了生物种族的相对稳定性，而变异则为物种的进化和发展提供了可能。下面用一个经典的问题来考考大家。

有三类夫妻身高的组合形式：高＋高，高＋低，低＋低。当然，我们这里说的高和低是指他们在自己性别中所处的身高档位。那么这三类夫妻中，哪个组合形式的孩子有可能是最高的呢？

结合身边的例子，第一个被排除的一定是低＋低的组合。那么剩下的两个中哪一组合夫妻的孩子有可能长得最高呢？根据上面讲到的，成年人身高的70%～80%都是由遗传因素决定的，大部分人应该都会选择高＋高的组合吧。但是请注意，我的问题是"有可能最高"的孩子，而不是"最有可能长得高"的孩子。高＋高组合的孩子大概率会是高的，但不一定是最高的。最高的孩子最有可能出现在高＋低的组合中。因为在高＋低这种身高组合里，父母两人的基因差异度更大，所以他们的后代中更有可能出现大的变异。基于同样的原因，高＋低的父母组合，也可能生出最矮的孩子。

　　人类的生物学特征就是这样，在相对的稳定中永恒地变化着。

究竟什么才是"身材矮小"?

说了很多与身高相关的知识，那么究竟什么样的身材属于"矮小"的范畴呢？是不是自己的孩子比同班小朋友矮、比邻居同龄小朋友矮，这就是矮小呢？

医学上，对身材矮小有着非常明确的定义。中华医学会儿科学分会内分泌遗传代谢学组发布的《矮身材儿童诊治指南》指出：矮小症是指在相似的生活环境下，个体身高低于同种族、同性别和年龄正常人群平均身高的第3百分位数。具体来说，就是我们找到100名同一性别、同一种族和同一天出生的孩子，然后让他们按照身高从低到高的顺序依次排队，这时，排在前3位的3个孩子就被认为是矮小的。当孩子的数量增加到1000、1万、10万级别时，我们就可以找到某一种族、某一年龄和某一性别的孩子平均身高的第3百分位数了。

表 1–1 的第二列所示就是 2005 年中国九省（市）0 ～ 18 岁女孩的平均身高第 3 百分位数值，借助这些数据，就可以判断出某一年龄的女孩，当身高低于多少时，会在医学上被诊断为身材矮小。

表1–1　2005年中国九省（市）0～18岁儿童青少年平均身高百分位数值（女）

单位：厘米

百分位 年龄	3rd	10th	25th	50th	75th	90th	97th
出生	46.6	47.5	48.6	49.7	50.9	51.9	53.0
2月	53.4	54.7	56.0	57.4	58.9	60.2	61.6
4月	59.1	60.3	61.7	63.1	64.6	66.0	67.4
6月	62.5	63.9	65.2	66.8	68.4	69.8	71.2
9月	66.4	67.8	69.3	71.0	72.8	74.3	75.9
12月	70.0	71.6	73.2	75.0	76.8	78.5	80.2
15月	73.2	74.9	76.6	78.5	80.4	82.2	84.0
18月	76.0	77.7	79.5	81.5	83.6	85.5	87.4
21月	78.5	80.4	82.3	84.4	86.6	88.6	90.7
2岁	80.9	82.9	84.9	87.2	89.6	91.7	93.9
3岁	88.6	90.8	93.1	95.6	98.2	100.5	102.9
4岁	95.8	98.1	100.4	103.1	105.7	108.2	110.6
5岁	102.3	104.8	107.3	110.2	113.1	115.7	118.4
6岁	108.1	110.8	113.5	116.6	119.7	122.5	125.4
7岁	113.3	116.2	119.2	122.5	125.9	129.0	132.1
8岁	118.5	121.6	124.9	128.5	132.1	135.4	138.7
9岁	123.3	126.7	130.2	134.1	138.0	141.6	145.1
10岁	128.3	132.1	135.9	140.1	144.4	148.2	152.0
11岁	134.2	138.2	142.2	146.6	151.1	155.2	159.2
12岁	140.2	144.1	148.0	152.4	156.7	160.7	164.5
13岁	145.0	148.6	152.2	156.3	160.3	164.0	167.6
14岁	147.9	151.3	154.8	158.6	162.4	165.9	169.3
15岁	149.5	152.8	156.1	159.8	163.5	166.8	170.1
16岁	149.8	153.1	156.4	160.1	163.8	167.1	170.3
17岁	150.1	153.4	156.7	160.3	164.0	167.3	170.5
18岁	150.4	153.7	157.0	160.6	164.2	167.5	170.7

举个例子，根据上表，10 岁的女孩子平均身高的第 3 百分位对应的数值是 128.3 厘米，也就是说，一个 10 岁的女孩子只有当身高低于 128.3 厘米时，才会在医学上被诊断为身材矮小。

家长还可以从这张表中看到不同年龄 10%、25%、50%、75%、90% 和 97% 的平均身高百分位数值，了解孩子的身高在他的同龄人中所处的位置。

首先，处在 3% ～ 97% 范围内的儿童身高都是正常的；其次，身高在人群中呈正态分布，从医学角度看并没有越高越好的含义；最后，虽然我们可以轻松地从这张表格中获得相关的信息，不过因为年龄是连续性的变量，这种间断式的表格的设计会丢失很多重要信息。针对这一问题的解决办法就是将在本书第 3 章为大家详细介绍的"生长曲线图"。

表 1-2 所展示的是 2005 年中国九省（市）0 ～ 18 岁男孩的平均身高百分位数值，表格的使用方法与女孩版相同，只是具体的标准数值不同。

表1-2　2005年中国九省（市）0～18岁儿童青少年平均身高百分位数值（男）

単位：厘米

百分位 年龄	3rd	10th	25th	50th	75th	90th	97th
出生	47.1	48.1	49.2	50.4	51.6	52.7	53.8
2月	54.6	55.9	57.2	58.7	60.3	61.7	63.0
4月	60.3	61.7	63.0	64.6	66.2	67.6	69.0
6月	64.0	65.4	66.8	68.4	70.0	71.5	73.0
9月	67.9	69.4	70.9	72.6	74.4	75.9	77.5
12月	71.5	73.1	74.7	76.5	78.4	80.1	81.8
15月	74.4	76.1	77.8	79.8	81.8	83.6	85.4
18月	76.9	78.7	80.6	82.7	84.8	86.7	88.7
21月	79.5	81.4	83.4	85.6	87.9	90.0	92.0
2岁	82.1	84.1	86.2	88.5	90.9	93.1	95.3
3岁	89.7	91.9	94.2	96.8	99.4	101.8	104.1
4岁	96.7	99.1	101.4	104.1	106.9	109.3	111.8
5岁	103.3	105.8	108.4	111.3	114.2	116.9	119.6
6岁	109.1	111.8	114.6	117.7	120.9	123.7	126.6
7岁	114.6	117.6	120.6	124.0	127.4	130.5	133.7
8岁	119.9	123.1	126.3	130.0	133.7	137.1	140.4
9岁	124.6	128.0	131.4	135.4	139.3	142.9	146.5
10岁	128.7	132.3	136.0	140.2	144.4	148.2	152.0
11岁	132.9	136.8	140.8	145.3	149.9	154.0	158.1
12岁	138.1	142.5	147.0	151.9	157.0	161.5	166.0
13岁	145.0	149.6	154.3	159.5	164.8	169.5	174.2
14岁	152.3	156.7	161.0	165.9	170.7	175.1	179.4
15岁	157.5	161.4	165.4	169.8	174.2	178.2	182.0
16岁	159.9	163.6	167.4	171.6	175.8	179.5	183.2
17岁	160.9	164.5	168.2	172.3	176.4	180.1	183.7
18岁	161.3	164.9	168.6	172.7	176.7	180.4	183.9

身材矮小的两种类型

符合临床诊断标准的身材矮小有两种类型。

第一种类型的特点是，虽然身材矮小，但生长速度基本正常，被称为生理性矮小。造成生理性矮小的常见原因包括体质性青春期发育延迟、家族性矮小、胎儿宫内发育迟缓等。

其中，体质性青春期发育延迟是一种相对常见的情况。这些孩子往往有青春期发育延迟的家族史，虽然出生时身高与体重都很正常，但是在生长到一定阶段后，发育就会落后于同龄青少年。

第二种类型的矮小，往往是一些潜在疾病的临床表现之一，被称为病理性矮小。常见的原因包括营养不良、生长激素缺乏、甲状腺功能减退、代谢性疾病、遗传性疾病、骨骼畸形及各种全身慢性疾病等。病理性矮小的孩子，如果能够尽早找到病因并对症治疗或者改善代谢水平，还是有可能追赶上正常孩子的身高发育水平的。

孩子身高的正确测量方法——99% 的人都量错了

知道了身材矮小的判断依据，接下来需要做的就是测量身高了。你可能觉得测量身高是一件每个人都会的简单事情，但毫不夸张地说，绝大多数人都量错了。对身高进行精确的测量时，要保证前后两次测量结果之间的差值不超过 0.5 厘米。要做到这一点，家长需要多多注意细节。

首先，家长在给孩子测量身高时，应该尽量使用同一测量工具。生活中经常可以看到，不少家长使用一面固定的墙面记录孩子的身高。墙面虽然不是测量工具，但也是一个固定的参照物。用固定参照物记录孩子的身高是一个很好的习惯，可以更好地帮助家长记录孩子身高的连续性变化趋势。

另外，在给可以独自站立的孩子测量身高时，还应该注意一些细节。比如说，测量前要让孩子脱掉鞋袜，然后立正站好。如果说脱鞋袜很简单，那么保证孩子的立正姿势应该怎么做呢？

在这里，大家需要记住一句口诀："三点靠立柱，两点呈水平。"

什么意思呢？前一句说的是在测量身高时，孩子应并拢双脚的脚跟，脚跟、屁股、后背三个点需要同时靠近测量仪的立柱，双眼平视前方，两臂自然下垂，手指并拢。如果家中没有专业的测量仪，家长可以像前文中提到的那样，以墙面为测量的工具，但也要保证刚才所说的三点紧贴着墙面。需要注意的是，孩子的后脑勺不用刻意靠在立柱或墙壁上，因为这样会导致头的位置发生变化（仰头）而增加测量的误差。

在很多情况下，包括一些医疗机构在测量身高时，都是让孩子直接走上测量平台，而忽略了"三点靠立柱"这个原则。这种面向"测量柱"的测量方式，其结果的精确性是不能得到保证的。

说完"三点靠立柱"，我们再来看"两点呈水平"。这里的"两点"指的是耳朵前方的耳屏点，也就是俗话中小耳朵的部位，还有双眼下眼眶的最低点。孩子在测量身高时，应该让这两个点保持在与地面平行的一个平面上，眼睛平视正前方，这样就保证了头、颈处于正常的位置，才能保证测量结果的准确。否则，很多孩子在测量身高的时候都会不自主地抬头或者低头，造成测量结果的误差。

如果每次测量身高时都能够满足"三点靠立柱，两点呈水平"这两个要求，那么身高的测量值就比较准确了。

测量身高的时间有讲究

　　家长带孩子来门诊看病，医生基本都会给孩子测量身高，特别是那些与身高、发育问题相关的孩子。有时家长会发现，孩子在医院测量出的身高，和前几天在家测的身高存在很大的差异。除了前文说的孩子测量时的站姿外，家长很有可能忽略了另一个有关测量身高的细节，那就是测量的时间。家长应该尽量选择在一天 24 小时内某一固定时刻对孩子的身高进行测量，比如固定在早上起床后，或者晚上睡觉前。

　　这是因为孩子的骨骼肌肉和韧带系统——特别是一些在人体内起到缓冲作用的结构的弹性很好，比如脊柱、足弓等，所以身高一早一晚会有 2 ~ 3 厘米甚至更大的变化。这和宇航员们在太空失重的状态下身高会增高 5 ~ 7 厘米，回到地球后又会逐渐恢复到原来身高的原因相似。通常，早晨起床后，人体经过一夜的平卧位休息，骨骼肌肉和韧带系统放松，组织内水的含量增加，结缔组织的弹性最大，身高最高；而在晚间睡觉之前，骨骼肌肉和韧带系统因为承受了整日的压力，含水量减少而收缩，身高最低。所以在测量孩子的身高时，家长应该尽量选取相同的时间段。也就是说，在正确的站立姿势下，在同一时间段测量的两次身高，才具有相互比较的价值。否则，就会出现身高测量值"跳上跳下"，以及出现生长曲线图中相应描记点"上下波动"的情况。

认识生长曲线图，监测孩子的生长状态

有了精确的身高测量值，接下来我们来看看如何对身高进行记录，这也是儿童身高管理的重要组成部分。为了方便对孩子的身高测量值进行记录和比较，现在向各位家长介绍一个简单且重要的身高管理工具——生长曲线图。

你可以很容易地从网上找到与图 1-3、图 1-4 相似的生长曲线图。但千万不要忘记，男孩和女孩的身高发育水平不一样，所以两张看上去相似的图实际上分别是适用于男孩和女孩的。千万不要用错！

接下来，让我们一起尝试使用一下生长曲线图。首先找到女孩使用的图，在横坐标轴上找到 10 岁的坐标，沿着这条线向上，经过图的体重部分到了身高曲线，与最下面一条身高曲线相交于一点，再沿着这个交点水平向左，就可以在纵坐标轴上找到相应的身高数值，大约是 128.3 厘米，这就是中国 10 岁女孩平均身高第 3 百分位数对应的身高数值。还记得前文中讲述表 1-1 的例子吗？也是 128.3

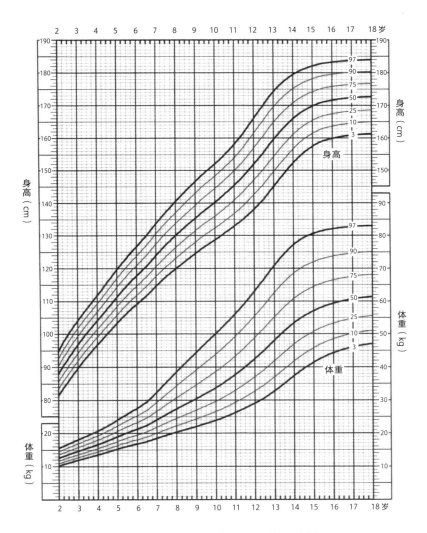

注：根据 2005 年九省（市）儿童体格发育调查数据研究制定

参考文献：《中华儿科杂志》，2009 年第 7 期

首都儿科研究所生长发育研究室制作

图1-3　中国2～18岁男童身高、体重百分位曲线

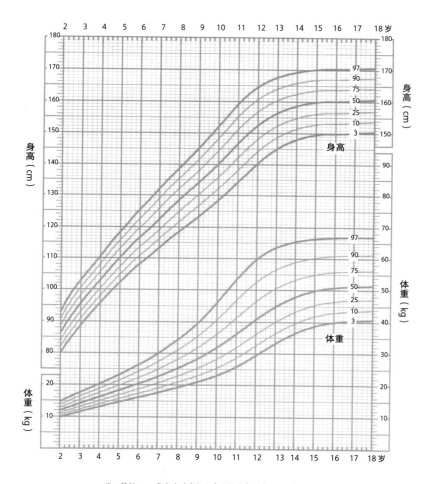

注：根据 2005 年九省（市）儿童体格发育调查数据研究制定

参考文献：《中华儿科杂志》，2009 年第 7 期

首都儿科研究所生长发育研究室制作

图1-4　中国2～18岁女童身高、体重百分位曲线

厘米这个数值。

从本质上说，表格和曲线图表达的内容是一致的。只不过，表格突出的是某一时间节点单次的数据结果，而曲线图突出的是孩子的身高随时间变化的趋势。

借助这个例子，家长可以对生长曲线图有一个初步的了解。根据一个孩子的身高和实际年龄，就可以找到一个与之对应的数据点。如果这个数据点位于生长曲线图最下面一条曲线时，那么这个孩子就符合身材矮小的医学诊断标准，需要到医院进行详细的检查、评估，可能需要接受治疗。当家长在一段时间内为孩子进行了规律的身高记录，将这一系列的数据散点用曲线连接起来，就会在生长曲线图上形成一条独属于孩子的生长曲线。

如果你还想知道更多有关生长曲线图的知识，我先在这里卖个关子。在本书的第 3 章，我会继续为各位家长做更详细的介绍。

第 2 章

身体长高的基础——
生长板和生长激素

骨头是一个活着的器官

在第 1 章中，各位家长了解了孩子成年后身高的决定因素及与身高相关的一些基本医学概念以后，有没有想过这样一个问题：为什么通常只有儿童和青少年会长个子，而成年人身高就不再增长了呢？人为什么会长高？身体长高的物质基础又是什么呢？

有的家长可能会说："这还不简单吗？肯定是骨头，骨头变长，孩子就长高了。"真是这样的吗？

的确，随着骨骼——特别是下肢骨骼的延长，孩子的身高也会增长。我们都知道，处在生长发育期的儿童的骨骼在不断地发生变化，那么已经度过生长发育期的成人的骨骼又是怎样的呢？是不是就像桌子、椅子腿一样，只是在那里支撑着我们的身体，自身是一成不变的呢？

实际上，无论是成人还是儿童，我们的骨骼都是一个活着的器官。就像生命离不开的、一直持续工作的心脏和肺脏一样，我们的骨骼每时每刻都在进行着新陈代谢。

想想口腔正畸的过程，牙齿原本是固定在牙槽骨上的，但是经过几年的治疗，我们就可以看到牙齿被重新排列了。你是否想过在牙齿被矫正的同时，牙槽骨发生了怎样的变化？再拿更常见的骨折后的愈合过程来说，断掉的骨头能够重新连接起来，不正是骨头在生长变化的最好证据吗？所以，即便是成年人，我们的骨头也是具备生长能力的，而且通常这种能力还很强。只不过，这种生长能力不能促进骨头进一步变长，而主要是用于骨骼的修复和重建。此外，成人骨骼的生长速度要比儿童的生长速度缓慢，通常情况下，我们很难注意到骨骼的代谢"活动"，多数人只有在骨骼生病或受伤的时候，才会关注自己的骨骼什么时候能长好。

作为一名骨科医生，我有责任提醒所有读者，也希望每位读者能提醒你们的家人和朋友：人的一生中的每一分、每一秒都需要骨骼的支撑，人的呼吸、坐立、行走、运动，都需要骨骼的帮助。每一个人，无论年龄大小，都应该像爱护我们的心脏、肺脏一样，保护我们的骨骼，维护骨骼的健康。千万不要等到骨骼出现了问题，才万分追悔。有些骨骼问题，可能是在数以年计的漫长时间里因损伤不断累积而成的（外伤骨折除外），但骨骼的恢复，同样也不是一蹴而就的，所以才会有"伤筋动骨一百天"的说法。而且，上面我已经提到，随着年龄的增长，人的骨骼的生长速度（修复速度）会下降，如果骨骼损伤过重，可能经过再长时间也无法恢复到之前的状态了，因此，保护骨骼健康，并不是老年人的"专利"，而是任何年龄段的人都要认真做的事。

好了，让我们再回到身高的话题。我们已经知道，儿童会因为骨骼延长而逐渐长高，而成人的骨骼虽然仍在生长却基本不再延长，因此身高就会相对固定，不会无限制地长高。那么儿童的骨骼和成人的骨骼又有什么样的区别呢？儿童的骨骼为什么有生长的潜能呢？

儿童骨骼的两大特点

让我们先从上小学时曾经做过的一个实验说起。把一段鱼骨头放到食醋里浸泡几天之后，本来坚硬的骨头变得柔韧起来，即使被弯成圈，也不会折断。在这里需要跑个题：让鱼骨变软，需要用醋浸泡数天的时间才可以，所以喝醋显然不是解决鱼刺卡嗓子的正确办法。吞馒头同样也不是，此时要做的，是去医院接受治疗。

骨骼主要由两种成分构成：无机成分和有机成分。无机成分主要包括磷酸钙和氟化物，占骨骼总重量的 60% ~ 70%，主要作用是维持骨骼的坚硬度；有机成分主要是骨胶原纤维和黏多糖蛋白，占骨骼总重量的 30% ~ 40%，主要作用是使骨骼具有韧性。这两者的比例是由骨骼整体的生物力学属性决定的。在正常情况下，骨骼的这种配比方式最大限度地保证了骨骼坚固性。

被食醋浸泡后，鱼骨中的无机成分被醋中的酸性物质分解而溶解在醋中，剩下的有机成分就使鱼骨变得更加柔韧了。被醋泡过的鱼骨很类似于儿童的骨骼。儿童的骨骼组织中有机成分较多、无机成分较少，所以弹性和柔韧性好，但是整体硬度和强度不够，容易发生弯曲和变形，这就是儿童骨骼的第一个特点。也就是因为这个原因，儿童有一种类型特殊的骨折，叫作"青枝骨折"（见图 2-1）。不同于我们印象中的骨折，"青枝骨折"意味着骨头虽然折断了，但是其连续性并没有中断，就像柳枝那样"折而不断"，因此这种骨折的愈合过程与成人骨折相比，更加容易、更加快速。在临床中，一些孩子发生前臂的青枝骨折后，甚至不需要进行石膏固定，只需要用三角巾悬吊 2 ～ 3 周就可以愈合。

总而言之，孩子的骨骼并不像我们家长主观印象中那样脆弱。儿童骨骼在骨折后的愈合能力反而比成人强大得多。

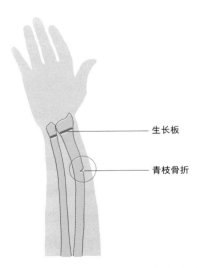

生长板

青枝骨折

图2-1　发生在前臂桡骨远端的儿童"青枝骨折"模式

与儿童形成鲜明对照的是老年人，特别是患有骨质疏松症的老年人，他们骨骼中的有机成分和无机成分会成比例地显著减少，使得骨骼的硬度和韧度都明显下降，这就是老年人在很小的外力作用下也容易发生骨折的原因了。

　　儿童骨骼的第二个特点是：具有沿着骨骼长轴生长的潜能。而骨骼中负责生长的最重要的结构，就是下一篇要为大家介绍的主角——生长板。

生长板是一种神奇的骨头

人类关于骨骼生长课题的研究可以追溯到 18 世纪。早在 1747年，英国有一位生理学家，名字叫斯蒂芬·黑尔斯，他对幼年的鸡进行了一系列有关骨骼生长的生理学研究。他先在鸡腿骨的骨干上钻了两个洞，然后测量了这两个洞之间的距离，以及每一个洞到骨头末端的距离。两个月以后又重新测量了这些数据，他发现，鸡腿骨的长度增加了，但是两个洞之间的距离并没有发生变化，而洞和骨头末端之间的距离却变大了。他由此得出结论，长骨的生长发生在靠近关节的两端，而不是长骨中间骨干的部分。

当时的这项研究只是观察实验，科学家也并没有告诉我们其中的原因是什么。但现在我可以告诉你，这是因为位于长骨两端的生长板使长骨具备了轴向生长的能力。那么生长板到底是什么呢？

让我们先来看一下图 2–2 和图 2–3 两张图，这是两张真实的人体踝关节的 X 光片，一张是儿童的，另一张是成人的。两张图上的骨头大体的形态、结构是一样的，我们可以看到两根纵向排列的长

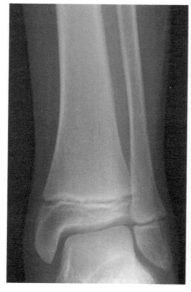
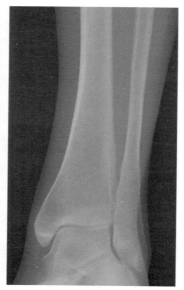

图2-2 儿童踝关节X光片　　　　图2-3 成人踝关节X光片

骨，分别是较粗的胫骨和较细的腓骨。但是，为什么图 2-2 中两根骨头靠近关节的部位有一道水平的"裂缝"呢？是不是骨头"断了"呢？这是受了什么严重的伤害，两根骨头同时都"断了"呢？

其实，这并不是骨折。你看到的缝隙就是胫骨和腓骨的生长板。

因为接下来的讲解会涉及不少解剖名词，让我们先来认识一下长骨的标准结构，如图 2-4 所示。

这是一根典型的长骨，包括一个像管子一样的"骨干"和两端被称为"骺"的膨大部分。

生长板也叫作骺板，是一层位于长骨两端骨骺中的透明软骨组

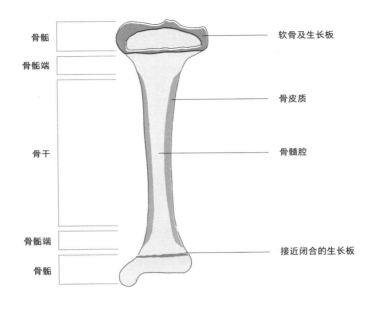

骨骺

骨骺端

骨干

骨骺端

骨骺

软骨及生长板

骨皮质

骨髓腔

接近闭合的生长板

图2-4　儿童长骨结构

织。在二维的 X 光片中，生长板由于组织中没有钙质的沉积，所以显示为骨骺和骨干间一条垂直于长骨纵向轴线的透亮线，这条线有时也被称为"骺线"。各位可千万不要以为这两部分骨头是分开的，透亮的区域并不是什么东西都没有，只是因为组织成分特殊，在 X 光片中难以显影。这两部分骨头正是靠生长板连接在一起的，与骨干部位的骨头相比，这个区域的软骨组织比较脆弱。

图 2-2 是仍然处在发育期的儿童的踝关节 X 光片，那条很明显的"裂缝"并不是骨头断了的痕迹，而是生长板。人体长高的直接原因就是长骨的变长，而长骨变长则是通过生长板内软骨细胞的不

断增殖、分化和钙化，使软骨变成正常坚硬钙化的骨头而逐渐累积实现的。这个过程就像我们盖房子一样，只有不断地往上垒砖，房子才能盖得高。

图 2-3 中的 X 光片是骨骼已经成熟的成人踝关节 X 光片。这时，在 X 光片中，我们已经看不到生长板的踪迹了。随着年龄的增长，生长板中的软骨结构被钙化的速度会逐渐大于软骨生长的速度，生长板就会变得越来越薄，透亮线在 X 光片中也就越来越窄，直到完全闭合。一旦生长板闭合，骨骼就不再具有继续变长的能力了。

虽然骨头的两侧都存在生长板，但是它们的生长能力或者说对整个骨头长度增加的贡献程度是不一样的。举例来说，对下肢的大腿骨（股骨）而言，靠近大腿根部（近端）的生长板对长度增加的贡献度为 30%，而靠近膝关节（远端）的生长板的贡献度为 70%；对小腿骨（胫骨）而言，靠近膝关节（近端）的生长板的贡献度为 55%，而靠近踝关节（远端）的生长板的贡献度为 45%。我再给你一组更为直观的数据：处于匀速生长阶段的孩子，比如说 5 ~ 8 岁的孩子，他们股骨远端的生长速度是每年 10 毫米左右；而到了踝关节，胫骨远端的生长速度就只有每年 4 毫米左右了。

从这些数字中我们可以看到，在孩子的生长过程中，膝关节周围骨骼的生长和变长是保证孩子下肢长度乃至整体身高增长的重中之重。所以，一方面，作为家长要格外注意保护孩子的膝关节，避免其遭受各种形式的外伤；另一方面，从临床上来看，儿童膝关节附近出现的不适症状和疾病往往也是最多、最常见的。因此当孩子的膝关节周围出现持续的肿胀、不明原因的疼痛特别是夜间疼痛、弯曲活动受限时，家长应该及时带孩子去专业的医疗机构就诊。

生长板的另一个作用——测骨龄

生长板通过组织内细胞的分化、增殖和钙化，不断形成新骨，使长骨能够在骨长轴上不断生长，这是生长板最重要的作用，但不是唯一的作用。还记得前面踝关节的 X 光片吗？由于生长板内没有钙质的沉积，在 X 光片上显示为透明带，所以医生可以很方便地通过 X 光片判断这些软骨的厚度。随着年龄的增长，人体的生长板逐渐变窄直至闭合，在 X 光片上也可以看到相应的规律性变化。这一节要介绍的就是生长板的另一个作用——评估骨龄。

通常，我们说的孩子的年龄指的是孩子的生物学年龄。而骨龄则指的是骨骼的成熟程度。

测量骨龄不能在家中进行

不同于测量身高，测量骨龄需要用到具有辐射性的 X 光，是一项只能在医疗机构进行的检查。当然，进行骨龄检测时的辐射量是很少的，而且目前绝大多数医疗机构在拍摄 X 光片时都会利用铅衣保护孩子的重要部位，所以在进行骨龄检查时，家长不必过度担心X光的副作用。

一般在测量骨龄的时候，需要拍摄孩子左手包括手腕的 X 光片。这个部位实际包括了 29 块骨头，但只有骨化的骨头才可以在 X 光片上显影，软骨在 X 光片上看不到，由于孩子骨骼成熟程度不同，每块骨头的骨化 / 钙化程度不同，因此不是所有年龄段的孩子都能在 X 光片中照出 29 块骨头。比如，人体手腕部位有 8 块骨头，这 8 块骨头从出生就一直存在，但是在 X 光片上能够看到这 8 块骨头的时间却有着明显的先后顺序。其中，头状骨和钩骨在孩子出生的时候就可以在 X 光片上看到。其他 6 块骨头的出现时间见表 2–1。

表2–1　人体各腕骨在骨龄X光片中出现的年龄

腕骨名称　　性别	男	女
三角骨	2岁	2岁
月骨	3岁	2岁
舟状骨	5岁	4岁
大多角骨	4岁	3岁
小多角骨	4岁	3岁
豌豆骨	10岁	9岁

简单来说，就是基于这个原理，医生可以根据骨龄片上骨头出现的数量、形态与标准骨龄图谱做比较，从而对孩子骨骼成熟程度做出判断。骨龄报告的结果会是一个相对精确的数字，比如说骨龄为 14.5 岁，而不是一个跨越数年的区间或者范围。当然，不同评估

方法得出的结果也会略有差异。

如何分析骨龄检测结果？

骨龄检测可以从以下几个方面了解孩子的生长发育情况。通过测量骨龄，首先可以了解孩子骨骼的成熟程度。其次，因为骨骼的成熟程度与青春期的到来有着非常密切的联系，所以通过骨龄也可以了解孩子的性成熟程度。最后，也就是家长最为关心的——通过骨龄可以评估孩子身高增长的潜能。骨龄小于生理年龄，就意味着身高增长的潜能大；而骨龄大于生理年龄，就说明身高增长的潜能小。骨龄在评估儿童身高异常时发挥着非常重要的作用，所以拍骨龄片是儿童生长发育门诊一项应用非常普遍的检查。

当家长拿到骨龄检测报告时，需要关注骨龄与生物学年龄是否相匹配。

一方面是骨龄和生物学年龄的关系，孰大孰小。

骨龄大于孩子的生理年龄，被称为骨龄提前，这是性早熟的重要表现之一。儿童甲状腺功能亢进是造成骨龄大于生理年龄的常见原因之一。骨龄大的孩子在最初阶段，身高可能并不低，但是因为骨龄更大，身高增长潜能小，如果没有尽早诊断并开始接受治疗，最终身高可能并不会很高。

骨龄小于孩子的生物学年龄，被称为骨龄延迟。这可能是生长激素缺乏、甲状腺功能减退等原因引起的。不过，只要治疗得及时、合理，这些孩子身高增长的潜能还是很大的，是有可能达到正常身高的。

　　还有一种情况就是在第 1 章中提到的"体质性青春发育延迟"，这种情况也被称为"晚长"。对于这些孩子，如果用他们的生物学年龄去评估身高，他们的身高低于正常水平；但是如果用骨龄测量值去评估身高，他们的身高则是正常的。晚长的孩子身高增长的潜能是比较大的，最终身高并不会受到影响，家长不用担心。但对晚长的孩子而言，最重要的是诊断明确，没有误诊或者漏诊其他潜在疾病，在诊断过程中，骨龄检测这项检查是必不可少的。

　　另一方面，我们再深入一步：当骨龄与生物学年龄相匹配时，身高就一定正常吗？不是的。

　　特发性矮小或家族性矮小的孩子的骨龄和生物学年龄相符，但是也会出现身材矮小的状况。通过检查，这些孩子并没有罹患可以影响身高发育的已知疾病，遗传因素的影响可能是造成这些孩子身高异常的主要原因。如果能够及早进行干预治疗，这些孩子仍然有可能达到相对满意的成人身高。

　　看到这里，你有没有找出自己孩子的骨龄检测报告，对比一下骨龄和生物学年龄的关系？

　　有的家长看完骨龄检测报告后可能会问："我家孩子刚刚过 14 岁生日，他的骨龄报告结果已经是 14.5 岁了，他是不是得了你刚刚说的……"

　　一般我会这样回答："比较骨龄和生物学年龄只是分析骨龄的第一步，请听我把话继续说完。"

在比较骨龄和生物学年龄的大小之后，家长还要继续做一下减法，看看骨龄和生物学年龄之间的差距到底有多大。骨龄延迟或者骨龄提前都是有明确定义的，只有当骨龄比生物学年龄低出或者高出 20% 时，两者之间的差距才具有意义。在临床中，通常生理年龄和骨龄之间的差距在 1 岁以上时，就应该引起医生的充分关注了。

在上面的例子中，14 岁孩子骨龄 14.5 岁，骨龄虽然超过了生物学年龄，但是它们之间的差异并没有超过 12 个月，孩子的骨龄依然在可以接受的正常范围内。家长只需要持续关注，从营养、睡眠、运动等外在因素积极干预就足够了。当然，在必要的情况下，也可以在六个月以后再次复查骨龄。

"二十三，蹿一蹿"是真的吗？

根据前面所说的，成年以后，生长板闭合，骨骼基本不再延长，身高也就稳定在某个数值上了。但在日常生活中，却有着"二十三，蹿一蹿"的说法，这样的说法是真的吗？让我们先从人体身高增长的基本原理讲起。

人体身高的增长主要依赖于下肢长骨的不断变长。当下肢骨骼的生长板闭合以后，股骨、胫骨就基本上不存在继续生长变长的空间了。然而，每个孩子生长板闭合的时间并不完全一致。一般来说，男孩下肢生长板闭合的时间在 15 ～ 17 岁，而女孩则会提早一些，在 13 ～ 15 岁。

有些家长带着孩子来门诊就诊时，会要求拍摄膝关节的 X 光片来评估生长板是否闭合，是否还存在生长空间。在这种情况下，我一般都会拒绝家长的要求，因为如果没有其他需要做 X 光片检查的指征，照不照 X 光片都不会改变我给家长的关于孩子长高的建议。此外，虽然膝关节周围的骨头是身高增长最为显著的部位，但是膝关节并不是拍摄骨龄片的标准位置。对于膝关节周围骨骼成熟程度和生长板潜在生长能力的判断，只是医生根据个人经验做出的解读，没有任何公认的系统性研究结果作为依据。

"二十三，蹿一蹿"的说法，其实指的是上半身增长、变长的过程。人体的脊椎由 7 块颈椎、12 块胸椎、5 块腰椎以及骶椎和尾椎组成。这些类似于圆柱体的椎体虽然不是长骨，但是每一个椎体的上下两面都存在生长板。脊椎椎体的骨化时间较晚，一般要到 20 ～ 22 岁甚至更晚阶段才能彻底完成骨化。虽然从绝对的增长量上来说，每一节椎体对身高增长的贡献度都远远比不上下肢长骨，但是，20 多节骨头生长的累加效应也是不能忽视的。也就是说，在下肢骨骼停止生长以后的一段时间内，人体的身高还是可以有小范围的增加。有研究发现，孩子在足部的骨骼成熟以后，上半身高度仍可以有平均 14 毫米的增长。

通常，女孩在 16 ～ 18 岁达到成人身高，男孩在 18 ～ 20 岁达到成人身高。也就是说 20 岁左右，孩子的身高就相对稳定了。虽然说"二十三，蹿一蹿"是有可能的，但是家长要对"蹿"的程度有一个合理的预期，不要指望 20 岁时尚属矮小或中等的孩子通过"蹿一蹿"长成大高个儿，实现质的飞跃。

生长激素——孩子长高不可或缺的催化剂

生长激素分泌得越多越好吗？

儿童的骨骼通过生长板内软骨细胞不断增殖、分化和钙化而逐渐生长变长，使身高得以增长。这一过程也受到了很多内分泌激素的调控，比如说生长激素、甲状腺激素、糖皮质激素等，其中最重要的是生长激素。

生长激素是由人体大脑垂体前叶分泌的一种激素，它是由191个氨基酸组成的蛋白质类激素，可以促进细胞分裂、肌肉蛋白质的合成等。正是因为生长激素具有这种促进生长、修复组织的作用，所以它可以用于治疗烧伤、骨折，加速伤口愈合，预防老年人肌肉萎缩等。除此之外，生长激素受到家长和儿科医生共同重视的最重要原因就是，它可以促进肝脏产生类胰岛素生长因子（IGF），间接地刺激长骨生长板的软骨细胞增殖，从而促进长骨不断地变长。换句话说，它是生长板软骨增长的加油器，也是孩子长高必不可少的推动力。

一旦生长激素缺乏，人体就会出现生长迟缓或者停滞的情况。但在现实生活中，生长激素缺乏其实是一种相对少见的情况。目前医学界的调查结果显示，与生长激素缺乏相关的身材矮小的疾病发生率为1：4000到1：10000，因此家长不必过度担忧。

生长激素分泌过少会引发生长迟缓等问题，但这并不意味着生长激素分泌得越多越好。在疾病的作用下，生长激素分泌过多，会引起骨骼的过度生长，使还处在生长发育期的孩子身材异常高大，这便是我们常说的"巨人症"。而在孩子成年后，生长板已经闭合的情况下，过多的生长激素就不会再刺激已经成熟的骨骼继续生长，会转而去刺激肢端骨（如手或脚）、面颅骨和一些软组织的生长。最终表现为手、足、鼻、下颌、耳、舌的异常增大，形成该类病患所特有的面容，同时还可能伴随肝脏、肾脏等内脏器官的增大，这种异常情况被称为"肢端肥大症"。

由此我们可以知道，生长激素的分泌无论是过多还是过少，都可能会引发一系列儿童生长发育问题。

那么家长该如何判断孩子的生长激素分泌是否正常呢？家长可以通过对孩子的身高进行连续测量然后与参考值做比较，来初步判断孩子生长激素分泌是否正常。简单的评判标准是：如果你发现自己的孩子每年长高少于5厘米时，就应考虑孩子可能存在生长障碍、生长激素分泌不足的问题。这时候家长就应该带孩子去医院进一步检查生长激素和生长板的情况，避免因为没有及时发现问题，而错过最佳治疗时机。

生长激素是最近几年才兴起的吗？

生长激素被用于治疗身材矮小已经有 60 多年的历史，在符合用药适应证的前提下注射生长激素，对帮助身材矮小的孩子长高有非常显著的效果。

1958 年，塔夫茨大学的莫里斯·拉本等人，首次将生长激素用于治疗由垂体功能低下引起身材矮小的患者。在当时，生长激素只能从外伤致死者的脑垂体中提取，不但价格十分昂贵，而且还存在传播传染病的风险。20 世纪 80 年代中期，随着利用基因工程生产的人类重组生长激素产品的上市，越来越多的患者用上了更为安全的生长激素。当然，生长激素也不是患者想用就能用的，它是一种处方药物，有严格的使用指征。

什么样的孩子需要打生长激素？

有家长问："既然生长激素这么好，我觉得我家孩子个子偏矮，想让他长高些，是不是就可以去打呢？"如果你也这么想，那你就把问题想得太简单了。什么样的孩子才需要注射生长激素呢？

2013 年，中华医学会儿科学分会内分泌遗传代谢学组发布的《基因重组人生长激素儿科临床规范应用的建议》指出，目前可用基因重组人生长激素治疗的疾病包括：生长激素缺乏症、慢性肾功能不全肾移植前、特纳综合征、普拉德－威利综合征、小于胎龄儿、特发性身材矮小、短肠综合征、SHOX 基因缺失、努南综合征等。看到这些拗口的疾病名称你就知道了，生长激素虽然可以治疗身材矮小，但是绝对不是"我觉得我家孩子矮"就可以轻易给孩子打生长激素的。

如果你没有看懂上面的医学专业描述，我来帮你概况地解释一下，使用生长激素治疗身材矮小常见于以下三种情况。

第一种使用生长激素的指征是：因为某种疾病引起生长激素缺乏而造成的身材矮小。这种情况最适合使用生长激素治疗，这种治疗也被称为生长激素替代治疗，也就是所谓的"缺什么补什么"。不过，需要同时满足两个非常严格的条件：一是医院对孩子生长激素缺乏做出了明确的诊断；二是孩子的生长板没有闭合，也就是骨骼还有生长变长的空间。

第二种使用生长激素的指征是：孩子身材矮小，但是经过医学检查，染色体、生长激素、骨龄、营养、代谢方面的指标却都正常，也能够排除心理情感障碍等异常。这种不能明确原因的身材矮小，也被称为特发性身材矮小，是最常见的身材矮小类型。在被诊断为身材矮小的孩子中，有 60% ~ 80% 属于这种特发性身材矮小。在 2003 年，美国食品药品监督管理局批准了用重组人生长激素治疗特发性矮小的适应证。研究显示，部分特发性矮小症患儿在使用重组人生长激素治疗后，身高增长明显，其成人期平均身高的增长值约为 5.2 厘米。

第三种使用生长激素的指征是：小于胎龄儿。小于胎龄儿指出生体重或身长低于同胎龄正常参考值第 10 百分位的新生儿。大多数小于胎龄儿在出生 6 ～ 12 个月后能追上同龄孩子身长、体重发育的可接受水平，这被称为"追赶生长"现象。90% 的小于胎龄儿在 2 ～ 3 岁的时候都能够实现追赶生长。一般认为，如果孩子到了 4 岁以上，依然没有实现追赶生长，就要考虑使用生长激素进行治疗了。

之所以要在这里给各位家长介绍"小于胎龄儿"，是给大家提个醒：家长对孩子身高、体重等生长发育指标的关注和记录，应该从孩子出生就做起。不然当孩子生长发育出现异常时，家长就很容易因为疏忽大意而不能及时发现，从而耽误孩子接受治疗的最佳时机。

"盲目"增高不可取

生长激素不是"神药"

在本书的第 7 章中，我将会对生长激素治疗做更为详细的介绍。这里我要说的是，生长激素并不是一种一试就灵、药到病除的"神药"，它的使用有着严格的要求与限制，它的效果也往往因人而异。

首先，生长激素是一种处方药，需要医生开具处方，而开具处方本身就是医生细心而谨慎地诊断和鉴别诊断的一个过程。因为任何药物在实现疗效的同时，都可能带来一些不良反应，所以只有对症下药才能最大限度地平衡药物的效果与可能带来的不良反应。家长如果在孩子未接受专业的检查、诊断的情况下，就直接要求医生对孩子进行生长激素治疗，是对孩子非常不负责任的行为。

其次，每个孩子开始治疗的时间不同，生长板的生长潜能不同，对于生长激素的反应也不同，所以对于生长激素的增高效果不能一概而论。这也就意味着，对某些自身情况特殊的孩子来说，接受生长激素治疗后的效果可能并不明显。因此家长不应该对生长激素的治疗效果抱有不切实际的预期，认为只要孩子接受了治疗，身高就一定会增长很多。

最后，也是医生给家长提出的要求：孩子接受生长激素治疗以后，并不是就万事大吉、高枕无忧了，相反，家长应该对孩子的身高进行更为严格的管理。一方面，家长要从营养、睡眠、运动等方面为孩子身高增长创造最大的可能；另一方面，因为生长激素治疗需要一个较长时间的治疗周期，生长激素的使用剂量也要根据孩子的反应和治疗效果做相应的调整，所以家长应该准确、及时地采集和记录治疗开始后孩子的身高数据，为医生调整下一阶段的治疗方案提供依据。

增高药真的能增高吗？

有的家长会说："医生，我带孩子去医院看了。医生说现在还不用打生长激素，我们还想让孩子再长高点儿，孩子可以吃增高药吗？听朋友说，这种药可管用了，吃 3 个月孩子就能长 5 厘米！"在这里我要劝各位家长，赶快放弃这些不切实际的想法吧！目前医学研究还远远没有到达那个水平。那些产品虽然被称作增高"药"，但其实都是保健品或者食品。而且越是承诺在多长时间内可以长高多少厘米的产品，越不值得相信。

大家要知道，在孩子生长板闭合前，除了注射生长激素或者使用治疗导致矮小的原发疾病的药物可以促进长高外，一切打着"能帮助长高"旗号销售的产品都是值得怀疑的。市面上现在有不少增高产品，口服保健品中有增高功能的钙片、生长胶囊、黄金生长素等。其中，正规一些的保健品，可以帮助孩子补钙、锌、氨基酸等营养素，然而根本达不到它宣传的快速长高的效果，而且盲目、大量地补充营养素还有可能会适得其反。

关于补钙我们在后面的章节中会详细讲到。

总体来说，在不考虑经济因素的前提下，增高药最多可以起到"安慰剂"的作用，如果不慎使用了那些含有不利于儿童生长发育成分的增高药，那就真的是得不偿失了。

除了增高药以外，市面上还可以见到一些号称可以起到促进增高作用的外用产品，像按摩鞋垫、长腿贴等。除了增高鞋及鞋垫这类通过"取巧"起到了"增高"作用的产品外，其他号称可以促进身高发育的外用产品都是没有可靠的科学研究依据的。

因此，在吃不吃增高药这件事上，家长要保持理性。与其让孩子盲目尝试，不如从今天开始帮助孩子做好身高管理，在孩子生长板闭合前，及时发现孩子身高增长的异常，就可以及时干预、开始治疗。而对于绝大多数不存在潜在疾病、只是希望自己的身高再多长一些的孩子来说，均衡的营养、充足的睡眠和科学的运动才是身高增长最自然、最有效的原动力。

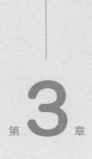

第 **3** 章

抓住长个儿的最佳时机

别让"晚长"耽误了孩子长个儿

在我国，儿童身高管理知识的普及率还相对较低。据网上调查统计，有 87% 的家长并没有规律监测孩子身高的习惯。如果您不能马上说出孩子现在的身高，那么就请把本书读完吧。

我国明代诗人钱福创作了一首脍炙人口的《明日歌》。其中有："明日复明日，明日何其多。我生待明日，万事成蹉跎。"诗中的道理可能很多孩子都能说出来，但是作为家长的我们真的能做到吗？特别是在对待孩子长高这件事上，很多家长都认为"有苗不愁长"，真的是这样吗？不是的！

一来，身高增长是有时间限制的。一旦长骨的生长板闭合，任何努力都只是徒劳，身高再也不会有大幅度的增加了。二来，孩子身高增长是一件持续近 20 年的事情，每个阶段都有这个阶段要达到的目标。如果孩子在某一个阶段没有达到身高增长的目标，又没有及时进行外界干预，这一差距就可能会一直保持到成年后，最终导致孩子的实际身高低于遗传目标身高。所以在孩子长高这件事情上，每个阶段都不容疏忽，各位家长可千万不能"等明天"啊！

首先，家长要为孩子规律、准确地测量身高。这部分内容已经在本书的第 1 章做了介绍。其次，在发现孩子身高增长出现异常的时候，家长不能盲目地等待，应该及时带孩子就医。那么什么是身高增长异常呢？这就是本章要介绍的主要内容。

大家上中学的时候，班上有没有这样一位同学，他在上初中的时候总是坐在第一二排，个子虽然不如班上其他同学，但是运动能力、学习成绩并不比其他同学差。上高中以后，彼此可能一两年没见过面，当我们再次见到这位同学时，他的身高已经追上了大多数同学，甚至还要更高一点儿。这就是发生在我们身边的"晚长"现象。相信无论是家长还是孩子，在上学期间班上都有过这样的同学，因为"晚长"其实是一种比较常见的身高增长模式。

然而，"晚长"现象并不会出现在每个孩子的身上。而且，"晚长"是一个回顾性而非预判性的诊断，只有当我们在几年后发现孩子的身高追赶上了正常水平，我们才能确定几年前看到的矮小状态是"晚长"造成的。但是，在刚刚发现孩子身材矮小的时候，仅仅依据身高数据是无法做出"晚长"的判断的。所以，当发现孩子身高发展偏离了正常轨迹时，家长就应该积极地在专业人员的帮助下，寻找造成生长发育异常的原因和相应的解决办法。这两点就是儿童身高管理最核心的意义。

各位家长如果想让孩子长得更高，就请和我一起把孩子的身高管理从今天做起来吧！

你必须知道的人体长高规律

从孩子出生开始到骨骼成熟,身高的增长速度不是一成不变的。孩子在不同的年龄,身高的增长速度会呈现出一定的规律性变化。

孩子出生后的第一年是身高增长速度的第一个高峰,也是一生中身高增长最快的一个阶段,身高增长大约 25 厘米。第二年,身高增长大约 13 厘米。第三年,身高的增长就会降低到 9 厘米左右。从 3 岁到青春期前,身高以每年 4 ~ 6 厘米的速度增长。而青春期则是身高增长速度的第二个高峰,女孩每年增长 6 ~ 10 厘米,男孩每年增长 5 ~ 11 厘米。

这些数据,是通过对大量孩子进行身高监测和统计而得出来的。这些大规模的统计工作自有专业人士去完成,对每一个家庭的家长来说,需要做的只是对自家孩子做好"身高管理"。身高管理,通俗来说,就是对孩子的身高进行长时间、规律性的测量和记录。有了这些数据,家长就能够及时发现儿童身高增长过程中可能发生的异常。

长高是一场"长跑"，知道距离很重要

对每一个孩子来说，近 20 年的生长过程是一场超长的"马拉松"。从前面的身高增长规律中我们可以看出，出生后第一年和青春期是身高增长的高峰期，相当于长跑过程中的起跑和冲刺跑阶段。

在这里，之所以用马拉松来举例子，除了指生长过程如马拉松一样漫长，还有另一层含义。关注马拉松的人都知道 PB 这个词，PB 指的是 Personal Best（个人最好成绩）。这个词为我们阐明了一个道理：在身高成长的道路上，每个孩子比赛的对象不是别人，而是自己，要和自己的遗传身高比较，来取得更好的"成绩"。

面对这场超长的马拉松，各位家长你们做好准备了吗？我先带各位算一笔账。为了计算方便，我们用身高 170 厘米的 20 岁男孩做例子。假设这个孩子在出生时的身高是 50 厘米，然后这个孩子在成年前身高一共增长了 120 厘米。按照上面的生长规律，第一年增长了 25 厘米，青春期 2 年，一共长了 25 厘米。这样算下来，孩子从 1 ～ 14 岁的 13 年间一共长了 70 厘米。在青春期的两年中，孩子的

身高增长速度固然很快，但是这段时间的身高增长量只占一生身高增高总量的 20% 左右。正是出于这个原因，我觉得不应该狭隘地只把青春期定义为"身高增长黄金期"。对孩子长高而言，骨骼停止生长前的每一天其实都是宝贵的身高增长黄金期，不容忽视，也不容浪费。家长千万不要等到孩子都快上初中了，才注意到孩子的个头已经明显地低于班上其他的同学。如果这时才开始关注孩子的身高，可能有些为时过晚了。

为什么要给孩子做好身高管理？

正如前面举的例子，对于孩子身高的关注，有些家长的心实在是太大了。如果说孩子的身高一直处在比较高的水平，家长从来都不需要为孩子的身高担心，那还情有可原。但是，当一些家长带着孩子来门诊咨询有关孩子身高的问题，在我问出"孩子现在多高"这样的问题时，他们却不能给我一个确定的数值，这就实在不能接受了。

不过，也有认真为孩子记录身高的家长。我记得有这样一位妈妈，她带着 12 岁的儿子来到我的门诊，告诉我，他们前来就诊的原因是孩子在过去的一年内身高只长了 4 厘米。听到这个就诊原因，我马上就在心里为这位妈妈点了个赞。先不说孩子的身高是否真的属于身材矮小，这位妈妈关注了比单纯的身高数值更为重要的身高增长速度，这一点非常难能可贵。经过询问，这位妈妈并没有任何医学背景。"那您是怎么知道身高每年增加不到 5 厘米就要去看病这件事的呢？"我好奇地问。

这位妈妈告诉我，她有一位朋友，也是因为身高的问题带着孩子去看了门诊。经过医生的诊断，这个孩子最终用上了生长激素进行治疗。在一次聊天中，她们说到了生长激素治疗需要每天打针的情况，而这位妈妈最害怕的就是打针，如果还要每天自己给孩子打针，她是完全无法接受的。于是，她就主动地自学了很多有关儿童身高的知识，想要尽量避免孩子出现身高问题。也就是从那时起，她开始关注孩子的身高了，也因此发现了孩子在过去一年内身高只增长了 4 厘米。

通过这个实例给各位家长提个醒：对于 3 岁以上的孩子，如果发现他每年身高增长不到 5 厘米，就需要带孩子去医院检查背后的原因。在看到这一段话之前，你知道这个每年 5 厘米的标准吗？如果不知道，那么请你把这个知识也告诉更多的家长。因为孩子身高增长速度减慢也是一种异常现象。但这种异常现象和"孩子身高低于身边的同龄人"这样显而易见的情况不同，如果没有做到长时间地测量和记录孩子的身高，家长是很难及时注意到的。不能尽早发现，就不能及时干预。一段时间以后，孩子的身高就可能会慢慢低于同龄人，最后甚至达到矮小的程度。孩子本来明明有机会能够长得更高，却因为家长没有坚持做身高管理而被耽误，这是非常令人痛心的。

而前面说到的那位妈妈，正是因为对孩子的身高进行了规律化的管理，所以才能及时地发现孩子身高增长速度减慢这个问题，能够让医生在孩子生长板闭合之前及时干预，使孩子成年后的实际身高和目标身高不至于相差太多，这就是我们给孩子做身高管理的意义所在。

如何科学管理和分析身高数据？

除了在第 1 章中为大家介绍的如何正常测量身高、记录身高以外，管理与分析这些数据也是身高管理的重要组成部分。有些家长会找一面固定的墙给孩子测量身高，并且把测量的结果和日期就写在墙上。这种做法固然留下了一些可以追踪的原始资料，但并不是最好的方法。为了帮助各位家长更有效、更准确地进行孩子的身高管理，我要为大家介绍一款非常好用的身高管理工具——"生长曲线图"。

这是一套相对常用的方法，根据 2005 年九省（市）儿童体格发育调查数据研究制定的，适用于对中国 2 ~ 18 岁儿童的身高、体重进行管理（见图 3-1、图 3-2），两图分别为男孩适用版和女孩适用版。这张图分为上、下两个部分，上半部分为身高，下半部分为体重。因为图表身高、体重部分的设计和解读方法类似，所以我以身高为例进行讲解。

这张生长曲线图体现了年龄和身高的关系。横坐标上的数字代

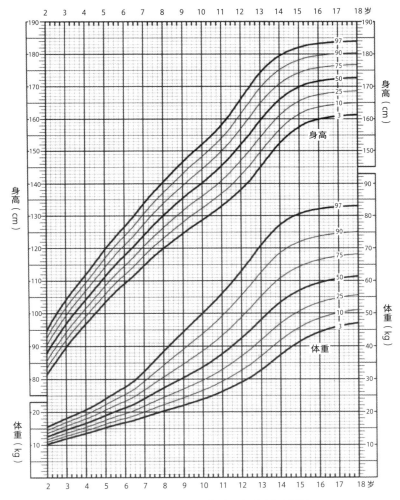

注：根据 2005 年九省（市）儿童体格发育调查数据研究制定

参考文献：《中华儿科杂志》，2009 年第 7 期

首都儿科研究所生长发育研究室制作

图3-1　中国2～18岁男童身高、体重百分位曲线

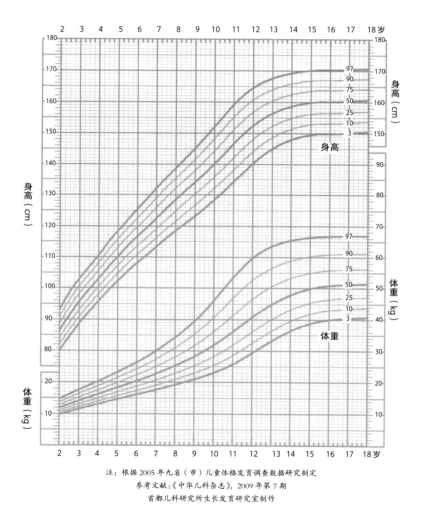

注：根据2005年九省（市）儿童体格发育调查数据研究制定

参考文献：《中华儿科杂志》，2009年第7期

首都儿科研究所生长发育研究室制作

图3-2　中国2～18岁女童身高、体重百分位曲线

表孩子的生物学年龄，2 ～ 18 周岁，每 3 个月为 1 小格；左侧纵坐标从 75 ～ 180 厘米代表孩子的身高，每 1 小格为 1 厘米。先在横坐标上找到孩子的准确年龄（精确到 3 个月，比如 6 岁零 3 个月、8 岁半、10 岁零 9 个月等），然后在纵坐标上找到孩子的准确身高，这样就可以描画出一个与这两项相对应的数据点。

在这张图中，虽然没有某个孩子的具体数据，但是我们可以看到孩子身高发展的规律和标准。由下至上分布着 7 条斜向上方延伸的标准曲线，分别代表着身高的不同百分位值，分别是 3%、10%、25%、50%、75%、90% 和 97%。通俗来讲，相当于让 100 个同种族、同年龄、同性别的孩子从矮到高排队，排在第 3 位孩子的身高就应该落在 3% 曲线上；同理，排在第 50 位孩子的身高就落在 50% 曲线上；排在第 97 位孩子的身高就落在 97% 曲线上。

根据身材矮小的诊断标准，当孩子的身高低于 3% 曲线时，医学上就称之为身材矮小。如果身高位于 3% ～ 97% 曲线，则为正常。在少数情况下，有些孩子的身高会超出 97% 曲线，这时，孩子的身高已经超过了绝大多数同龄的孩子，如果家长不是很高的话，也建议去医疗机构给孩子做一下评估，检查一下孩子的生长激素分泌等情况是否正常。

家长每隔一段时间，在这张图上描画出不同时间的数据点，把它们用曲线连接起来就形成了孩子自己的身高生长曲线。连续测量的结果可以提供更多的信息，比如变化趋势和生长速度，相对而言比单次测量结果更有意义。

这种每一次都需要手动记录的方式,听起来似乎还不够简便。但在智能手机普及的当代，描绘和储存生长曲线图的过程已经变得更为简单了。家长只需要找到一个合适的 APP，在第一次使用时，输入孩子的出生日期和性别，然后再定期地把孩子的身高输进去，就可以自动得到一张身高生长曲线图了。

生长曲线图，你会用了吗？

生长曲线图的构成比较简单，基本用法理解起来并不难。但是图里隐含的信息各位家长是否都了解了呢？让我来逐一介绍一下。

从前文图 3-1 和图 3-2 中可以看到，这一套图表的适用对象是 2～18 岁的孩子。刚出生到 2 岁的孩子应该使用另外一套图表，即图 3-3 和图 3-4。

第一，从 0～3 岁的生长曲线图中我们可以看到，无论男孩或女孩，在出生时身长（高）都基本集中在以 50 厘米为中心的相对小的范围内（46～53 厘米）。孩子出生时的身高其实主要由母体的营养水平和宫内环境决定，这个时候遗传因素对身高的影响较小，因此孩子此时的身高，并不能作为判断孩子成年后身高的依据。据研究，婴儿身长和成年后身高的相关系数在出生时仅为 0.25，在 2 岁时才会增加到 0.8。从图中可以看到，随着年龄的增长，正常身高的区间范围越来越大。这种个体间的身高差别在青春期以后会更加明显，这是一个客观的规律。

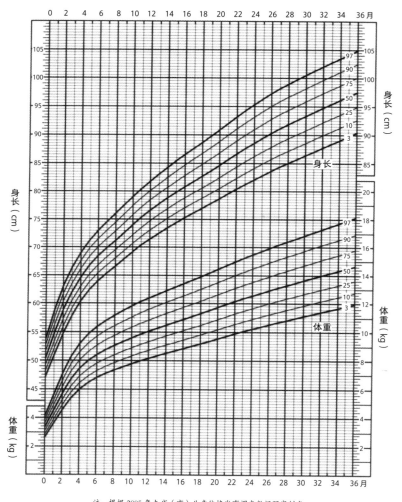

注：根据2005年九省（市）儿童体格发育调查数据研究制定

参考文献：《中华儿科杂志》，2009年第3期

首都儿科研究所生长发育研究室制作

图3-3　中国0～3岁男童身长、体重百分位标准曲线

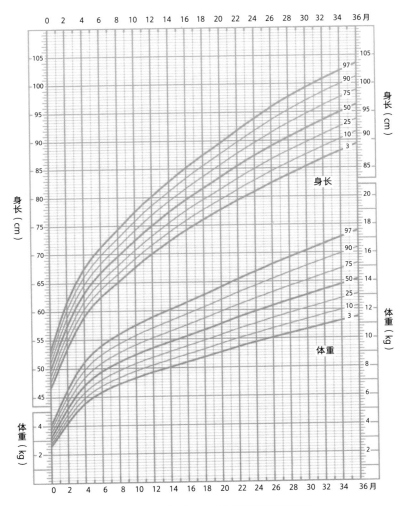

注：根据2005年九省（市）儿童体格发育调查数据研究制定

参考文献:《中华儿科杂志》，2009年第3期

首都儿科研究所生长发育研究室制作

图3-4　中国0～3岁女童身长、体重百分位标准曲线

第二，在 0 ～ 3 岁的生长曲线图中，横坐标依然代表孩子的年龄，从刚出生到 36 个月，每一小格代表 1 个月。这是不同于 2 ～ 18 岁孩子适用的图表的。在使用生长曲线图记录孩子的身高时，应该根据孩子身高增长的速度来决定测量的频率。一般在正常情况下，0 ～ 1 岁前，每 2 ～ 3 个月测量一次；1 ～ 3 岁时，每 3 ～ 6 个月测量一次；3 岁以上可以每半年测量一次。但是当使用药物干预以后，比如说使用生长激素治疗后，就需要根据具体情况适当增加身高测量的频率了。

第三，这些展示的图表中，虽然都描画着标准的生长曲线，但实际上都是"空白"状态，等待家长在监测了一段时间以后，记录下自己孩子的一系列数据点，并将这些数据点连成一条曲线，这才形成了每一个孩子自己独特的生长曲线。这条曲线的坡度代表的就是孩子身高的增长速度，坡度越平缓，生长速度越缓慢；而坡度越陡峭，生长速度就越快速。

当家长画出这条曲线后就会发现，这条曲线可没有标准曲线那么平滑，中途可能出现某一阶段坡度变小甚至不升反降的现象，这可能和测量身高的精确度有关系。但是总体上来说，生长曲线的整体趋势是围绕着某一条百分位曲线前进的。举个例子，如果你的孩子出生时的身高是在 50% 这条曲线的起点，那么在正常情况下，他的身高曲线应该会沿着这条曲线随年龄发展。但也有可能孩子在 3 岁、9 岁、18 岁时的身高都在 50% 曲线周围，但是其中某个时期由于疾病或者喂养的问题，出现了生长速度迟缓的情况，那么，曲线的坡度就会减小，曲线就会向下偏离；在另一个时期，孩子生长速度加快，曲线的坡度就会变大，于是曲线又会向上偏离。这两种曲线的波动情况都属于正常范围。

不过，当这种向上或者向下的偏离大于 1 个标准曲线的区间时，就是不能接受的了。比如从 50% 曲线"掉"到了 25% 曲线以下，虽然还远远没有低于 3% 水平，够不上身材矮小的诊断标准，但是，这种变化是超出正常范围的，家长应该引起注意。

一旦出现了这种情况，家长首先不要慌张。能够在第一时间发现孩子身高增长的异常是一件好事，毕竟现代医学是有很多解决方法的。其次，我建议，过 1 ～ 2 周或者 1 ～ 2 个月，再给孩子用同一个测量工具重复测量身高。单次的身高异常很有可能是测量误差造成的，重复测量就可能发现并纠正这一误差。如果真的发生了生长速度的异常，到那时再去就医也不会耽误相应的治疗。

既然孩子的生长曲线总体围绕着某一条百分位线前进发展，那么是不是可以通过生长曲线图来预测孩子未来的身高呢？一定是经过认真思考的家长才会提出这样的问题。没错，利用生长曲线的规律，的确可以进行目标身高的预测。家长只需要沿着孩子的身高曲线向右侧一直"滑移"到 18 岁的位置，这时生长曲线已经相当平缓，身高也相对稳定了，此时数据点对应的身高就是孩子的目标身高。

第四，在分析有关身高的具体问题的时候，还需要考虑其他数据结果，比如说体重生长曲线图、BMI（身体质量指数）生长曲线图等。体重生长曲线图和身高生长曲线图的原理是一样的，一般来讲，身高和体重的增长是互相匹配、对应的。一个身高处在 50% 位的孩子，他的体重曲线也应该处在 50% 位附近。当孩子出现营养不良或者其他情况时，短时间内身体消耗的能量增加，而营养物质摄入不足，就会出现体重曲线增长缓慢、坡度减小的情况。这种变化往往要先于身高曲线坡度的减小，这就是为什么身高和体重生长曲线图被做在同一张图表中。如果孩子的生长发育出现了异常情况，就可以一目了然地从一张图中了解到孩子发育的整体情况了。

最后，我们一起来总结一下解读身高生长曲线图的几个要点：

1. 从 3% 曲线到 97% 曲线范围内的身高都是正常的身高。

2. 规律性地进行身高的测量，1 岁以前，在每次体检、免疫注射时进行身高（身长）的测量，平均 2 ～ 3 个月测量一次；1 ～ 3 岁的孩子，每 3 ～ 6 个月测量一次；3 岁以上可以每半年测量一次身高。

3. 每个孩子的身高曲线会围绕着某一条百分位曲线随年龄向前发展。

4. 孩子的身高曲线可能会存在一些上下起伏波动，这是正常现象。但是这些波动不应该超出下一位或者上一位的标准百分位曲线。

家长须关注的另两个发育指标

除了测量身高、体重这两个最重要的指标并把它们记录在生长曲线图上以外，在儿童生长发育过程中，有时家长还可以对孩子的其他发育指标进行测量。这些测量值并没有身高那么重要，也不需要测量得那么频繁。不过，在一些特殊情况下它们能发挥出特殊的作用。

上部量与下部量

上部量（Upper Segment，US）和下部量（Lower Segment，LS）是用来描述身体比例，判断发育是否协调的一组数据。下部量指的是人体直立时，从耻骨联合上缘到脚趾的长度。而上部量是用孩子的身高减去下部量后得到的计算值。上部量和下部量的比值（US／LS）会为医生分析各种身材异常情况背后的原因提供额外的信息。

患有佝偻病、特纳综合征等疾病的孩子，由于肢体长度发育受限，躯干部分更长，所以他们的 US／LS 也会增大。而患有马凡氏综合征的孩子，他们的肢体长度发育过度，所以 US／LS 会减小。马凡氏综合征是一种遗传性结缔组织疾病，患病孩子的眼睛、心血管系统以及骨骼肌肉系统都有可能受影响。这些孩子的长骨会过度生长，所以他们的肢体，包括手指、脚趾都比正常人长，也被称为蜘蛛指／趾，而他们的身高也往往较高。

很多家长都希望自己的孩子能有一双大长腿。其实，这也和上部量、下部量的长度有关系。具体内容我会在本书的第 9 章给大家做进一步讲解。

臂展

臂展是指当双上肢向身体两侧水平伸直呈 180° 时，双手中指指尖之间的距离，单位用厘米表示。孩子在出生时，臂展通常小于身长。而当男孩 10 岁左右、女孩 12 岁左右时，臂展长度开始超过身高。多数孩子臂展长度大于身高，但超出的长度小于 5 厘米。当孩子的臂展长度大于身高 5 厘米以上时，家长就要开始重视了，因为这可能是患有马凡氏综合征的一种表现。

孩子比同龄人个子矮，正常吗？

在本章中，我为各位家长介绍了进行身高管理的重要工具——生长曲线图。虽然它只是一张构成相对简单的图表，但是其中隐藏的细节还是很多的。接下来，我们一起整理一下借助生长曲线图分析孩子身高是否正常的思路。

家长发现自己的孩子矮，大多数情况是通过比较而得出的结论。拿来比较的对象多是同班同学或者同年龄一起长大的孩子。我经常会听到这样的问题："任大夫，我家孩子快比邻居家跟他一样大的孩子矮半头了，这正常吗？"

我会像下面这样分三步来判断一个孩子到底是矮还是不矮。

第一步，和别的孩子比

这里说的比较对象不是某一个孩子或者某一个班级的孩子，而是与大规模人口调查的数据相比较。从哪里去找这些数据呢？

没错，这些数据就"隐藏"在生长曲线图中。我们把孩子的实际年龄和准确身高相对应的数据点位置，与生长曲线图中的标准百分位线相比较。如果数据点位于3%～97%两条曲线之间的区域，孩子的身高就属于正常水平。在这种情况下，家长不需要过度担心，而应该先从营养、睡眠、运动入手，为孩子创造适宜的长高条件，给孩子一个自己成长的机会。但如果数据点的位置低于3%曲线，那么请尽快寻求专业医生的帮助。因为在能够保证身高测量结果准确的前提下，身高低于3%曲线的孩子是符合身材矮小诊断标准的。

第二步，和父母比

根据第1章给出的计算公式，可以根据爸爸、妈妈的身高计算出孩子成年后的目标遗传身高。

可以把计算结果看作孩子18岁时的身高并画在生长曲线图上，看看数据点的位置处在哪条百分位线上，然后，再看一下孩子现在身高的数据点的位置。正常情况下，这两个数据点应该处于同一个区域（比如都位于75%～50%）。而如果现在的数据点比18岁时的目标数据点低了一条标准曲线以上时（比如从18岁的75%～50%变成了50%～25%），孩子的身高就要引起家长的高度重视了。

第三步，和自己比

对孩子的身高进行了一段时间的监测和描记以后，就可以在生长曲线图上得到孩子的生长曲线了。这时，就可以借助生长曲线图，对孩子自己进行比较，考量孩子的生长速度。

首先，孩子的生长曲线不能有严重的坡度减小。比如从 50% 曲线"掉"到 25% 曲线以下。其次，可以根据图中的原始数据计算一下孩子在过去一年的生长速度。对于 3 岁以上的孩子，每年的身高增长不应该低于 5 厘米。如果出现了上述两种情况中的任意一种，都是需要找医生进行进一步的检查评估的。

　　走完这三步，你的思路是不是更清晰了呢？

第 4 章

要想长得高，睡眠很重要

睡眠是一件神奇的事情

睡眠是一件既平常又神奇的事情，就像呼吸一样，婴儿在出生以后并不需要学习就会睡觉。可就是这样一件最自然平常不过的事情，对人类来说却还有很多未解之谜，睡觉期间的做梦现象就是其中之一。现代科学对于梦的起源、做梦对人体的意义至今还没有取得一致的意见，而梦境的奇妙也为睡眠这件事增添了几分神秘色彩。

我们每个人可能都体验过下面这样一个梦境：我们只身一人来到一个高处——或者是高楼，或者是悬崖——突然整个人掉了下去，随之发生的还有双腿的抽动，我们也就从这样一场惊险的梦中醒了过来。有一种说法认为这种梦表示身体正在长个儿。各位家长是不是也有过这种经历？你们认同这种长个儿的说法吗？假设长个儿的说法是真的，就会出现一个问题，那就是这种梦并不只是处在生长期的孩子会做，身高已经稳定、基本不再会长个儿的成人也会做。因此，用长个儿来解释这种梦是有些牵强的。

虽然做梦与长个儿的关系并不大，但是作为影响孩子身高的外在环境因素之一的睡眠，的确和身高增长有着密切的关系。如果想让孩子在成年后有更理想的身高，就要让孩子的睡眠习惯遵循一些科学的规则。

我们以每天 8 小时的睡眠时间来计算，人一生中至少有 1/3 的时间是在睡眠中度过的。睡眠看似很简单，因为我们时常觉得睡一觉几个小时就过去了，中间除了做梦好像并没有发生什么变化，但其实睡眠是一种复杂的动态生理过程。虽然现代医学对睡眠的具体机制和睡眠对人体的全部作用并不完全了解，但是睡眠对人体的健康、维持人体正常生理功能和心理状态都有很重要的影响，这一点是得到了证明的。特别是对处在生长发育期的儿童来说，睡眠绝对不是可多可少、可有可无的。

睡眠中，你的身体并没有完全休息

在睡眠期间，人体的很多器官、系统都调低了运行的速度，处于休息状态。所以人在第二天清晨起来以后，才会觉得身体很轻松。但是有一些器官是万万不能休息的，比如心脏、肺脏这样的生命支持器官就一刻也不能停歇。其实，人体的大脑在睡眠期间也是处于工作状态的。现代生理学家通过脑电图对睡眠过程进行研究发现，睡眠是大脑的一种主动机能。比如，前文提到的做梦，就是大脑在睡眠期间持续活动引发的现象。各位家长你们发现了吗？睡眠期间梦发生的时间是存在一定规律性的，我们并不是一睡着就立即开始做梦的。

早在1953年，美国芝加哥大学的两位科学家就进行了一系列有关睡眠的研究。他们根据睡眠时人体的状态和脑电图等生理参数，将睡眠分成两个不同的阶段：快速眼动睡眠阶段和非快速眼动睡眠阶段。

在快速眼动睡眠阶段，人体的眼球会出现阵发性快速跳动的现象，跳动的速度大约是每秒钟 1 次，因而被称为快速眼动睡眠。此时肌肉的张力和人体的感觉功能会下降，而脑电图的某些表现却仍然与觉醒状态时相似。做梦大多发生在这个阶段。

在非快速眼动睡眠阶段，顾名思义，眼球不会发生快速的跳动。这时人体的心率、血压、呼吸频率，都会逐渐下降。根据睡眠深度的不同，非快速眼动睡眠又可以由浅入深地分为思睡、浅睡、中睡和深睡四个阶段。第一阶段和第二阶段被称为浅度睡眠，而第三阶段和第四阶段被称为深度睡眠。听上去是不是有些像莱昂纳多主演的《盗梦空间》中的几层梦境？

在非快速眼动睡眠阶段，身体更偏向于休息和修复。而在快速眼动睡眠阶段，机体则在为醒来做准备。两者有着比较明显的分工，共同维持人体机能的正常运转。

在非快速眼动睡眠阶段，从浅度睡眠过渡到深度睡眠，大约持续 90 分钟。之后大脑就会进入快速眼动睡眠阶段，持续 10～30 分钟。快速眼动睡眠结束后，又会重新开始一个从非快速眼动睡眠到快速眼动睡眠的循环。

在一整晚的睡眠总时中，非快速眼动睡眠时间占 75%～85%，而快速眼动睡眠时间占 15%～25%。快速眼动睡眠阶段的持续时间，在整个睡眠过程的后 1/3 会越来越长。因此，我们做梦大多数发生在后半夜或者临醒前。

在睡眠模式方面，婴儿和大一些的儿童之间有很大的区别。首先，大多数家长都知道，婴儿需要更长的睡眠时间，每天 16～18

小时，随着年龄的增长，孩子的睡眠时间则会显著减少。其次，婴儿入睡后就直接进入快速眼动睡眠，这种现象会促进神经系统的发育和成熟；而大孩子和成人却都要经过非快速眼动睡眠阶段才能进入快速眼动睡眠。

你必须知道的生长激素分泌规律

在前面的章节中曾经提到过一种能够促进孩子生长发育，特别是能够刺激骨骺生长板生长的内源性激素——生长激素。生长激素的分泌也和睡眠有密切关系，要保障生长激素能够正常分泌，就要确保足够的睡眠时长和正确的作息时间。

生长激素是由人体大脑垂体前叶分泌的一种含有 190 个氨基酸的多肽类激素。生长激素的分泌受到下丘脑和外周因素的直接调控，其中下丘脑分泌生长激素释放激素（GHRH）和生长抑素（SS），分别刺激和抑制生长激素的分泌。在这些因素的共同作用下，生长激素的正常分泌表现出一种明显的"脉冲式"分泌形式，如图 4-1 所示。在 24 小时内，生长激素的分泌约有 10 次高峰，之间的间隔大约为 128 分钟。

从图 4-1 中还可以看出，生长激素在夜间的分泌水平明显高于白天的分泌水平。一天中，人体大约 70% 的生长激素都是在睡眠过程中产生的。而生长激素分泌的最高峰也发生在夜间 22 时到

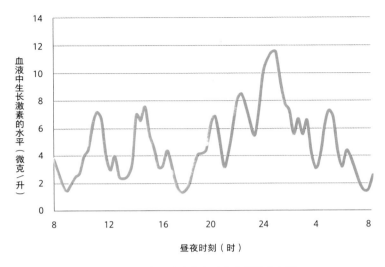

图4-1　24小时内人体血液中生长激素水平

凌晨 3 时。

在这段时间，我们通常在做什么呢？绝大多数人应该都在睡觉。

那么，是不是只要到了这个时间，无论我们在做什么或者说有没有进入睡眠状态，生长激素的分泌高峰都会如期出现呢？

答案是否定的。

在晚上睡眠过程中，人体的大脑并没有处于完全休息的状态。从非快速眼动睡眠到快速眼动睡眠再到非快速眼动睡眠，就是大脑不同的部位进行轮替休息的表现。在整个睡眠过程中，会发生 4 ~ 6 次非快速眼动睡眠和快速眼动睡眠的交替循环。只有当人体处于非快速眼动睡眠的第三阶段和第四阶段时，也就是深度睡眠时，才能保证生长激素分泌高峰的出现，这是一个必要条件。换句话说，如果到了这个时间段，孩子仍然处在觉醒状态或者刚刚入睡还没有进入深度睡眠，生长激素分泌高峰的出现就会受到影响。养成良好的作息习惯，早睡早起，可以保障孩子生长激素分泌高峰的正常出现。

早睡早起身体好

　　非快速眼动睡眠的第三阶段和第四阶段，即深度睡眠还有另外一个重要作用，那就是帮助人体缓解疲劳。第三、四阶段睡眠占整晚睡眠的总时间越长，睡眠质量就越好，醒来后越觉得解乏。正如前文所说，做梦大多发生在快速眼动睡眠阶段，有的人感觉自己整晚都在做梦，醒来后就觉得越睡越累，其实这种现象是因为快速眼动睡眠阶段占据了整晚睡眠时间的更大比例，非快速眼动睡眠时长相对不足，人体没有得到充分的修复和休息。

　　有的孩子喜欢天亮后赖床不起。虽然赖床后的他们依然可以入睡，但是此时的睡眠大多是浅度睡眠，也就是非快速眼动睡眠的第一和第二阶段，睡眠质量并不高。而且赖床还会打乱人体本来的生物钟，对人体的新陈代谢进一步产生不好的影响。所以对于睡觉这件事来说，要提的还是那句老话："早睡早起身体好。"

　　回到身高的话题，还有人说，孩子学业负担重，晚上晚些睡、早上晚些起，只要保证每天睡眠的总时长，是不是就不会影响生长激素的分泌了呢？

　　我要说的是，应该尽量让孩子的睡眠规律符合自然规律，白天补觉的作用往往没有晚上正常睡觉的作用大。首先，生长激素的分泌是有自己相对固定规律的，这和人体的生物钟也是有一定关系的。其次，在白天睡觉时，孩子会受到更多外界声音、光线的干扰，同时由于睡眠时间受限，很难进入长时间的深度睡眠状态。所以无论是考虑到孩子的身高，还是其他身体发育进程，白天补觉都不能代替夜间的正常睡眠。

孩子身高出问题，可能是小夜灯惹的祸

说到晚上睡觉，不少家长会提到孩子怕黑，所以有的家长会在睡觉的时候给孩子点个小夜灯。那么这种深夜里的灯光会不会影响孩子的身体发育或者长个儿呢？有科学家曾经研究了盲人血液中生长激素浓度在一天 24 小时中的变化规律。该试验结果显示，盲人的生长激素分泌水平也遵循着昼夜变化的规律，这也就说明，人体内的一些生理过程受到了体内生物钟的调控。

光是一种能量，除了通过视觉，也可以通过其他途径影响人体代谢。在人体的大脑深处有一个内分泌器官，叫作松果体，也被称为人体的第三只眼睛。松果体的主要功能是在黑暗环境中产生大量的褪黑素。褪黑素的夜间浓度是白天浓度的 10 倍以上。早在 1958 年，科学家就首次从牛的松果体中萃取分离出这种激素，这种激素可以使青蛙的皮肤变亮，因而得名褪黑素。褪黑素可以抑制人体神经系统的兴奋度，在睡眠和觉醒状态的周期性交替控制中起到非常重要的作用。孩子在夜间睡眠过程中，如果一直开着灯，褪黑素的分泌

量就会减少。一方面，褪黑素减少，睡眠质量就会受到影响，进而生长激素分泌的水平也会下降；另一方面，褪黑素能抑制垂体对性腺激素释放的刺激，有防止儿童出现性早熟的作用。点亮小夜灯造成的夜间光亮环境会使褪黑素分泌减少，孩子发生性早熟的可能性就会增加。而无论是生长激素的减少，还是性早熟的出现，都是不利于身高正常增长的。

孩子睡觉打鼾，会影响长高吗？

有的孩子在睡觉的时候，会出现打鼾的情况。部分家长可能会认为这是孩子睡得熟的一种表现。但是你想过吗？这也可能给孩子长个儿带来一定的隐患。

在多数情况下，扁桃体或腺样体肥大引起的阻塞性睡眠呼吸暂停，是孩子打鼾的原因。对 2 ～ 6 岁的孩子来说，他们的腺样体正好处于增殖肥大期，肥大的腺体会使他们本就不大的后鼻孔变得更加狭窄，空气在鼻腔有限空间中流动的阻力增加，从而在睡眠时出现鼻塞、打鼾，乃至张口呼吸的现象。

如果这种情况持续时间过长，就可能影响孩子上、下颌骨的发育以及牙齿的排列与咬合关系，表现出典型的"腺样体面容"，比如鼻子狭长，上唇短厚、翘起，上切牙暴露，下颌骨下垂，鼻唇沟消失等。

此外，这些孩子在白天还会表现出一些神经行为方面的症状，比如注意力不集中、记忆力减退、多动、易冲动等。

这些症状都和孩子在夜间不能得到高质量的睡眠，或者睡眠期间缺氧有关系。所以还是要提醒有相关症状的孩子的家长，不要认为打鼾不是病，应该尽早带着孩子到耳鼻喉专科医生那里进行检查、评估和治疗。

让孩子快速进入深度睡眠的好方法

为了保证孩子快速进入深度睡眠，拥有高质量的睡眠，我还要向各位家长提一些建议。

第一，有规律的睡眠作息时间非常重要。这里非常强调"有规律"三个字。无论是工作日还是周末、假期，都应该做到规律作息、早睡早起。上小学的孩子，建议每天晚上最晚9点半上床睡觉，早上7点左右起床，不要养成赖床的习惯。

第二，适量参加体育活动。适量的体育活动引起的疲乏和劳累，不但能提高睡眠质量，还能够促进生长激素的分泌。这对身高的增长来说，是非常重要的因素。但要注意的是，在睡前2小时内不要进行过于剧烈的体育活动，否则可能会导致孩子直到睡前还保持比较兴奋的状态，反而更加难以入睡。

第三，睡前2小时内不要食用含糖过多的食物，比如巧克力、果汁等。这样既可以降低罹患龋齿的风险，又可以保证生长激素的正常分泌。另外，饿着肚子睡觉也是不推荐的，饥肠辘辘会导致孩子无心睡眠，所以晚饭是家长必须要重视的。

第四，为孩子创造一个有利于睡眠的安静、舒适、温度适宜且幽暗的睡眠环境。

第五，孩子睡觉前，可以给孩子安排稳定且不刺激的睡前准备活动，也有人称之为"睡前仪式"，比如洗澡、换衣服、讲故事等。家长尽量不要在睡前安排孩子看电视或者使用电子设备。有人说，经常对孩子的一些特定穴位进行按摩会有助于孩子长高。这一观点在医学上暂时没有确切的依据，不过把按摩作为一种让孩子放松的睡前仪式，提高孩子的睡眠质量，对于保证生长激素的分泌或多或少还是有一定积极作用的。

第六，为孩子选择舒适的床上用品，如床垫、枕头、被子等。

第七，选择最佳的睡姿。每个人都有各自喜欢的睡姿，有人喜欢趴着，有人喜欢平躺着。但是，从医学角度分析，还是建议把右侧卧位作为大多数人最主要的睡觉姿势。这个体位不但能够降低打鼾现象的发生频率，还能够减轻心脏的压力，并有助于增加腹部内脏器官的血液供应。

睡眠不足是全世界范围内现代人的一个普遍现象，已经成为一种社会都市病，涉及的人群也绝非只有成年人。为了提高人们对睡眠重要性和睡眠品质的关注度，世界睡眠医学学会将每年的 3 月 21 日定为"世界睡眠日"。根据世界卫生组织统计，全球睡眠障碍率达 27%。中国医师协会睡眠医学专业委员会发布的《2018 年中国睡眠指数报告》显示，90 后的年轻一代比老年人面临更严重的睡眠问题，有 84% 的 90 后遭遇过睡眠困扰，75% 的 90 后在晚上 11 点后入睡，其中很多人在凌晨 1 点以后入睡。

那么我们到底应该睡多长时间呢？在理论上，不同年龄阶段人群的推荐睡眠时长不同，年龄越小需要的睡眠时间越长，具体的睡眠推荐时长如表 4-1 所示。

表4-1　不同年龄人群推荐每日睡眠时长

年龄阶段	推荐睡眠时长
4～12个月婴儿	12～16小时/天
1～2岁幼儿	11～14小时/天
3～5岁儿童	10～13小时/天
6～12岁儿童	9～12小时/天
13～18岁青少年	8～10小时/天
18～65岁成年人	7～9小时/天

既然我们知道了睡眠的重要性，在实际生活中，即使不能完全实现上面表格中的推荐睡眠量，也要尽可能地保证孩子每日有充足的睡眠时间。这样做不仅是为了孩子能够有一个更加理想的身高，更是为了他的整体健康。

最后，衷心祝愿每一个孩子、每一位家长每天都能在快速眼动睡眠阶段做个好梦。

第 **5** 章

要想长得高，吃上下功夫

六大有利于长高的营养素，你的孩子吃全了吗？

不知道大家有没有注意到下面这两个现象：一是当我们走在路上，坐在公交车上，会发现身边一代又一代年轻人的身高越来越高；二是无论是亲戚家还是朋友家的孩子，他们中的大多数虽然还未成年，但是身高已经超过了他们父母。

这些现象说明近 20 年来，从整体上来看，年轻人的身高发生了普遍性的增长。这和他们营养水平的提高有着非常密切的联系。但你也常会看到，在营养水平提高的同时，肥胖儿童和超重儿童也同样越来越常见，这是一种非常不好的现象。对儿童来说，肥胖会使骨龄提前、骨密度降低，影响他们的最终身高。更重要的是，儿童和青少年时期是养成良好饮食习惯的关键阶段，一旦形成了不良的饮食习惯，他们就容易在成年以后患上肥胖、高血糖、血脂代谢异常等饮食相关的疾病。所以要想孩子长得高，并且保持长久的健康，就必须在吃上下功夫。

只要一提到"吃什么能长个儿"，不少家长第一个想到的就是

"补钙"。补钙没有问题，但这是一个不全面的回答。孩子需要从合理、均衡的膳食中获得生长过程中需要的各种营养和能量要素，而钙只是其中的一部分。传统观点认为，人体需要六大营养素，分别是蛋白质、脂肪、碳水化合物、维生素、矿物质和水。这六种营养素对人体的生长发育各有作用，缺一不可，而钙仅仅是矿物质中的一种。

蛋白质

先说一说蛋白质。

人体是由数不清的细胞构成的，每个细胞都有一个非常重要的结构，叫作细胞膜。正是有了这一层包裹着生命物质的薄膜，才使神奇的生命物质和外界环境有了边界；正是有了细胞的结构，才使生命成为可能。细胞膜是原始生命物质向细胞进化所获得的重要形态特征之一，在生物学上具有非常重大的意义。

磷脂双分子层是构成细胞膜的基本骨架，由脂类和蛋白质组成，二者缺一不可。没有蛋白质就没有完整的细胞膜，也就更没有细胞可言。由此可见，蛋白质对生命具有多么重大的意义。

蛋白质由氨基酸组成，除了构成细胞膜之外，它还是维持机体新陈代谢和生长发育最重要的一种营养物质，机体很多生理功能的维持都需要它的参与。对身高增长来说，一方面，骨细胞和软骨细胞的分化、增殖、更新等过程都需要蛋白质的参与；另一方面，有些激素，例如生长激素，本身就是一种蛋白质，而且这些激素只有在细胞膜上和相应蛋白质结构的受体相结合以后，才能在细胞水平发挥激素的作用。同时，人体内很多物质的储存和运输都需要蛋白质的参与，像钙离子在肠道的吸收过程就需要钙结合蛋白的参与。另外，骨骼的有机成分中，含有大量的胶原纤维，这些纤维组织从本质上来说都是蛋白质。人体骨骼、韧带、血管、皮肤等组织中的胶原纤维占人体蛋白质的三分之一左右。看到这里，你还会认为长个子只需要单纯补钙这么简单吗？

钙的确是骨骼的主要组成成分。但是孩子长个子并不是只长骨头，随着骨头的延长，骨头周围的肌肉、血管、神经乃至皮肤都在同时延长，蛋白质既是这些过程的"调控者"，同时作为原材料，又是这些生长过程的"参与者"，所以蛋白质万万不能缺少。

我们在生活中并没有看到很多因为蛋白质缺乏而影响孩子生长发育的案例，这主要是由于人们生活水平和营养水平的提高。很多常见的食物中都富含蛋白质，而蛋白质的食物来源有两类：动物性食物和植物性食物。动物性食物中的蛋白质含量更高，例如各种肉类、蛋类、奶制品等。有些植物性食物中也有较高的蛋白质，例如各种豆类、西蓝花（花椰菜）、菠菜、玉米以及各种坚果等。对于挑食、不吃肉的孩子，请家长一定要注意他们的蛋白质摄入问题。

因为各种蛋白质都要被分解成为氨基酸单体才能被人体吸收利用，所以动物来源和植物来源的蛋白质并无孰优孰劣之分。最好的做法是把这些食物结合起来，既改善了食物的味道和口感，又能为人体提供更全面的氨基酸组合。这对身体发育和维护健康来讲才是最重要的。

脂肪

很多成年人都会"谈脂色变"。虽然儿童也会发生血脂异常，但是没有必要把脂肪完全拒之门外。脂肪也是人体重要的营养素之一。就像前文提到的，细胞膜中磷脂双分子层骨架的主要成分之一就是脂类。此外，以脂肪为代表的脂类在储存能量、维持身体体温、保护内脏器官等方面都起着不可替代的作用。

脂肪是由 1 个甘油分子和 3 个脂肪酸分子组成的，根据脂肪酸分子的不同，可以分为饱和脂肪和不饱和脂肪。其中，不饱和脂肪是对人体有益的。鱼类、牛油果、豆类、坚果等食物，以及各种常见的植物油，都有较高含量的不饱和脂肪，可以适当多吃。饱和脂肪也并不意味着有害，少量的饱和脂肪可以为人体提供能量，但如果摄入过多，人体血脂的含量就会增加，发生心脑血管疾病的风险也会相应增加。常见的来自猪、牛、羊等动物的脂肪就属于饱和脂肪。一般来说，5 ～ 10 岁的孩子，每日饱和脂肪的摄入量不应该超过 20 克。

碳水化合物

人类可以吸收、利用的碳水化合物主要指各种糖类，它们都由碳、氢、氧这三种元素组成，所以被称为"碳水化合物"。这里说的糖类，可并不一定都是有甜味的，比如说淀粉本身没有甜味，它也是一种碳水化合物，只不过结构较为复杂。淀粉只有经过咀嚼，在唾液淀粉酶的消化作用下分解成为结构更简单的糖之后，我们才能感觉到淀粉带来的丝丝甜味。

碳水化合物和蛋白质、脂肪结合，分别形成糖蛋白和糖脂，参与人体代谢的过程，这是碳水化合物的生理作用之一。碳水化合物的另一主要作用是为机体提供能量，每克葡萄糖能够氧化产能 17.15 千焦，这是人体获取能量最普遍、最经济的一种来源。当碳水化合物摄入不足时，我们的身体就会转而利用蛋白质作为能量的来源。因为蛋白质除了提供能量以外还可以发挥其他更重要的作用，所以由蛋白质供能是十分不经济的。因此在制订饮食计划时，至少应当保证摄入人体每天所需的最基本碳水化合物量。

具有甜味的糖类，比如葡萄糖，食用后可以快速提升血糖，这对于生长激素的分泌存在负面的影响。我在前面的章节中曾经提到过，睡前进食含糖过多的食物，会使睡眠时的血糖水平保持在较高水平，导致生长激素在夜间的分泌减少。所以我们不建议孩子在睡前进食含糖过多的食物。另外，虽然在睡前保持适度的饥饿感有利于生长激素的分泌，但是必须要指出的是，对儿童、青少年而言，如果一味地追求生长激素的分泌量而节食，不但不能促进身高增长，还有可能造成营养不良，阻碍长高。那才是真正的"捡了芝麻，丢了西瓜"。

维生素

维生素是一组结构不相同的有机营养素，它们的共同特点是人类自身不能独立合成，需要从食物中摄取，或者在外界因素的帮助下才能够形成。维生素根据溶解性，可以分为水溶性维生素和脂溶性维生素。

维生素还有另外一个特点，那就是只需要微量就可以实现对人体代谢过程的调控。但维生素的摄入也不是说越多越好，过多摄入维生素，特别是脂溶性维生素，会对人体产生毒性作用。

维生素 A 是一种脂溶性维生素，除了维持正常的视觉功能外，它的另一重要功能就是促进蛋白质的生物合成和骨细胞的分化，维持骨骼正常的生长发育。当维生素 A 缺乏时，成骨细胞与破骨细胞间的平衡被破坏，或者由于成骨细胞活动增强，骨质过度增殖，或者已成形的骨质不被吸收，长骨的外形会变得短粗，从而影响身高的增长。富含维生素 A 的食物包括各种动物的肝脏、胡萝卜、菠菜、南瓜等，适量食用这类食物，对孩子的身高增长能够起到一定的帮助。

维生素 C 是一种水溶性维生素，它的功能很广泛。但对骨代谢而言，维生素 C 的主要作用是维持细胞外黏蛋白、胶原蛋白的结构与功能。当维生素 C 缺乏时，胶原蛋白会出现溶解、消失，成骨细胞不能再形成正常细胞间的骨样组织，软骨内骨化发生障碍，骨质变软，常导致骨折和骨骺分离，这就是人体因缺乏维生素 C 而患上坏血病后的骨骼变化过程。新鲜的水果蔬菜中都含有大量的维生素 C。

因为维生素 C 容易被氧化，所以越新鲜的食材中所含的维生素 C 越多。另外，维生素 C 不耐热，长时间过度烹饪会使维生素 C 被大量破坏，失去了食材原有的营养价值。因此，新鲜蔬菜在烹饪的时候，要注意火候与烹饪时长的把握；另外，洗净后生食也是一种较为推荐的食用方式。

维生素 D 是一种脂溶性的维生素，具有多种维持机体健康的生理功能。对骨骼生长而言，目前比较明确的维生素 D 的主要生理功能是促进钙、磷等微量元素在小肠的吸收。研究显示，当血液中缺乏维生素 D 时，膳食中钙的吸收量不到正常吸收量的 10%。严重缺乏维生素 D 的婴幼儿因为体内钙、磷代谢紊乱，会发生一种以长骨干骺端生长板和骨组织钙化不全为特征的全身性营养疾病，也就是所谓的佝偻病。对稍大些的孩子来说，缺乏维生素 D 同样会引起骨骼变形，以致身高增长受阻。虽然深海鱼、蛋黄中含有一定量的维生素 D，但从整体上来说，食物中的维生素 D 含量非常有限。人体所需的维生素 D 大部分都是通过太阳光紫外线的照射，由人体皮肤自主合成的。因此过度使用遮阳伞、防晒霜这些可以遮挡紫外线的用品，在一定程度上会影响人体维生素 D 的正常合成。让孩子多进行户外活动，适当地接受太阳光的照射，对孩子的身高增长是有利的。

此外，还有研究认为维生素 K 对于人体钙的代谢和骨骼代谢也起到了重要的调节作用，因此有的厂家在维生素 D 的口服剂中特意加入维生素 K 作为补充。

矿物质

人体对矿物质的需求量其实并不大，但是如果出现不平衡或者缺少某种元素的情况，人体的很多生理过程，包括生长发育就会受到很大的影响，比如缺铁会造成贫血、缺锌会造成生长发育障碍等。这些矿物质营养素，人体自身无法合成，唯一的生理性摄取方式就是通过各种食物获取。日常餐桌上有很多富含铁、锌的食物，比如动物肝脏、精瘦肉、鱼肉、蛋黄等。

而谈到促进骨骼生长、维持骨骼健康，钙是矿物质中一个必须要被提到的营养成分。作为骨骼中无机成分的主要组成部分，钙99%都储存在人体的骨骼和牙齿中，既维持了这些组织的硬度，又是骨骼生长的重要原料之一。前面已经讲过，骨骼的延长是孩子长高最重要的原因之一，因此钙对孩子身高的影响可见一斑。有关如何补钙，我们将在后面的章节中进行专门的讨论。

水

水分子的结构虽然简单，只包括两个氢原子和一个氧原子（H_2O）。但是，水作为一种反应物或者反应介质几乎参与了人体所有的生理过程；同时水也是一种载体，可以运输营养物质以及代谢废物。科学实验表明，婴儿时期水占体重的80%，青壮年时大约是70%，而到了中老年，水只占体重的60%以下。从这些数字可以看出，一方面，水是人体结构中重要的建筑材料；而另一方面，人体的衰老过程，也是脱水的过程。可见水是当之无愧的"生命之源"。这也就可以理解为什么要把水定义成一种重要的营养素了。

在一项最近的科学研究中，来自韩国的科学家观察了脱水对于幼年小鼠生长的影响。他们发现，连续四周限制每日饮水量就会导致幼年小鼠发生显著的生长迟滞。虽然这是一项动物试验，但是依然对我们有很大的启示意义。虽然目前并没有严谨的科学研究证明长时间脱水会对儿童身高的增长产生直接的负面影响，但是水对促进儿童生长发育和维持身体健康状态具有重要作用是毋庸置疑的。

到底应该怎么吃？

均衡膳食

说完这六大营养素，会不会有的家长反而更加焦虑了："你说了这么多营养素都对孩子长高有影响，那我们到底应该怎样为孩子安排饮食呢？"其实大可不必过分焦虑，这些营养素都存在于我们日常生活中常见的食物里，只不过每一种食物能够提供的营养素在种类和含量上都相对有限。家长应该帮助孩子改掉挑食的毛病，并在做饭时搭配各种食材，尽可能让孩子吃到品种更丰富的食物，使食物能够在营养素的补充方面互相"取长补短"。

常见的家常菜土豆胡萝卜炖肉就是一个很好的例子。土豆中含有大量的碳水化合物——淀粉，同时也是维生素 C、维生素 B_1、维生素 B_3、维生素 B_6、钾、磷、镁的重要食物来源。胡萝卜中的 β - 胡萝卜素是维生素 A 的前体，而维生素 A 能够维持骨骼正常的生长发育。肉类中富含各种蛋白质、脂类以及微量元素，这些都是对人体生长发育有益的营养素。所以把这三者搭配在一起烹调，不但味道诱人，而且能为孩子提供全面的营养成分。

"我的餐盘"营养搭配指南

2011年，美国营养政策与促进中心（CNPP）推出了一套营养指南，被称为"我的餐盘"（见图5-1）。这套指南最核心的内容是，用常见的餐盘图形指出每餐食物推荐的种类搭配方式。

参考这个餐盘的模式图，家长可以这样为孩子搭配每天每餐的食物：30%的蔬菜、30%的谷物、20%的水果、20%的蛋白质，另外还有一杯牛奶，或者营养成分等同于一杯牛奶的其他奶制品，如一杯酸奶、一杯豆奶或者几片奶酪。

当然，每一种食物的类型也要做到多样化，比如蔬菜还可以具体分为绿叶菜和茄瓜果豆等不同种类，应尽量换着花样让孩子品尝

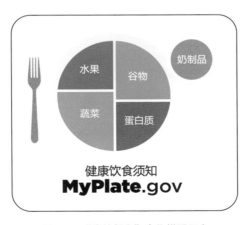

图5-1 "我的餐盘"食物搭配组合

到更多种类的食物，既可以保持孩子对每餐的新鲜感，同时又可以保证孩子均衡膳食。

曾经见过这样一个女孩，大约 9 岁，她妈妈说孩子在班上中等个头，并不偏矮，不过偏胖。近来发现孩子有胸部开始发育的迹象，妈妈怕孩子发生性早熟影响身高，所以过来咨询。

仔细读过本书第 2 章的家长一定知道，除了常规的检查项目，骨龄检查也是这个女孩一定要做的。在等待拍片的时间，我和这位妈妈聊起了孩子的饮食情况。

"我们家孩子可好养了，就爱吃面条，芝麻酱面条。一顿能吃一大碗呢。"

"孩子平时爱吃肉吗？"

"她基本不吃肉，她见到肉就说恶心。"

"吃鱼吗？"

"吃，但是吃得很少。"

"吃菜吗？"

"她只吃包子馅里的菜。"

"吃水果吗？"

"她就爱吃火龙果，其他吃得很少。"

不用等到骨龄检查报告，我就已经可以给这位妈妈提出一些建议了。这个孩子的饮食习惯存在一些问题：日常最主要的营养来源是以淀粉为代表的碳水化合物，过于单一；蛋白质类食物、蔬菜和水果的量显然不够，品种也不够丰富。碳水化合物如果摄入过多，身体不能充分消耗，就会转化成为脂肪，造成孩子超重或者肥胖。而脂肪的累积和女孩子青春期的开始也存在一定的联系。

所以，在开始任何医学干预之前，对这个孩子的饮食结构进行调整是势在必行的，也是较为简单和安全的。

奶制品补钙

前面提到过，钙作为一种矿物质营养素，人体自身无法合成，唯一的生理性摄取方式就是通过各种食物获取。而钙对孩子生长发育的重要作用，相信大多数家长都已经有所了解了，因此常有家长问这样的问题："医生，我家孩子长得慢，我想给孩子补补钙，应该吃点儿什么好呢？"

在补钙的食物中，首先要推荐的就是牛奶和各种奶制品，如酸奶、奶酪等。这些食物都是非常好的天然钙来源，牛奶中钙与磷的含量比例最佳，更有利于孩子的消化系统吸收。

那么每天喝多少牛奶才能够满足儿童每日所需钙质呢？表5-1是根据中国营养协会在2013年发布的《中国居民膳食营养素参考摄入量》，整理得出的不同年龄的孩子每日钙摄入的推荐量。你可以根据自己孩子的年龄找到对应的每日钙推荐摄入量。

借助表格5-1，知道了孩子每日应摄入多少钙，但是具体需要喝多少牛奶才能满足这样的钙摄入量呢？如果你面对这些数字没概念，不妨拿起家中一盒牛奶，看看包装上营养成分表。

表5-1　不同年龄孩子推荐每日钙摄入量

年龄	每日钙摄入量
1～3岁幼儿	600毫克
4～6岁儿童	800毫克
7～10岁儿童	1000毫克
11～13岁青少年	1200毫克
14岁以上青少年	1000毫克

如果每 100 克牛奶含 100 毫克钙，那么 250 毫升一盒的牛奶就能够提供 250 毫克的钙。根据刚才提到的中国居民膳食营养素参考摄入量的推荐，对 4～6 岁的孩子来说，早晚各一盒 250 毫升的牛奶，就能够获取满足一大半推荐摄入量的钙了。

如果孩子有肥胖的倾向，那可以选择低脂 / 脱脂牛奶，在提供相同的营养的同时，避免摄入过多脂肪。低脂牛奶或者脱脂牛奶很好理解，就是在加工过程中，将奶中的脂质部分去除了的牛奶。但是在这个过程中，依赖脂肪存在的脂溶性维生素，比如说维生素 A、维生素 D、维生素 E 等也会在脱脂的过程中流失，营养补充的效果不及全脂牛奶。

此外，家长在选购牛奶的时候，还可能会看到超高温灭菌奶和巴氏灭菌奶两种类型，你是否知道它们背后真正的含义呢？

牛奶在加工过程中，都要经过消毒杀菌这一个环节。根据处理工艺的不同，可以分为超高温灭菌奶和巴氏灭菌奶。超高温灭菌奶，经过超高温瞬时灭菌处理，更为安全，可以常温储存，口味也更为浓郁。巴氏灭菌奶，则是通过 72～85℃的温度灭菌 15 秒，将牛奶中的病原微生物杀死，在食品安全性能够得到保证的同时，还能保留牛奶中更多的营养物质，比如乳铁蛋白等，使奶品营养更加完整。不过巴氏灭菌奶的储存条件较为严格，需要冷藏，储存期也更短，一般在 7 天以内。

不是所有人都适合喝牛奶，有些孩子和成人在喝奶后很快就会出现腹痛、腹胀、腹泻等消化道症状，这很有可能是乳糖不耐受造成的。乳糖不耐受是指人体内不产生分解乳糖的乳糖酶的状态。成年人进食牛奶或乳制品后，由于乳糖酶失去活性，乳糖不能被水解而潴留在肠内并移行于大肠。这时由于未分解的乳糖的渗透作用，肠液被水分稀释，肠液增加，加快了在肠内的移动速度而造成腹泻。未被水解的乳糖在大肠内受到肠内细菌的发酵作用被分解为乳酸、氢和二氧化碳，致使患者出现肠内充气，肠鸣，腹胀和发酵性泡沫状、酸臭味腹泻等症状。虽然不是严重的感染性疾病，但是这些症状还是会给我们多多少少带来一些麻烦。而且出现腹泻等症状时，奶中的营养物质就不能够被人体有效吸收。

有一些做法可以减轻乳糖不耐受造成的症状，比如避免空腹喝奶、将牛奶加热等，不过还有一个更为彻底的解决方法。在市场上可以见到一种类型的奶，叫作"舒化奶"，也就是在牛奶的加工过程中，人工把乳糖成分分解了的牛奶。不过，喝奶以后没有任何症状的孩子，可以不用考虑舒化奶，喝普通牛奶即可。

还有一类饮料，名字中也通常含有"奶"字或者"乳"字，它们和前面提到的牛奶一样吗？都能帮孩子补充营养吗？事实上，它们的主要成分并不是奶，而是水，所以只能被称为含奶饮料，营养价值远远比不上真正的奶制品，无法满足孩子的营养需求。而且这些含奶饮料为了追求更好的口感，通常会添加大量的糖分、香精等，过量摄入这些成分反倒会阻碍孩子的生长发育。因此，两者并不一样，而用含奶饮料替代奶制品为孩子补充营养的做法更是不可取。区分这两种产品的方法并不难，家长从食品包装上印刷的营养成分表就可以很容易地分辨出哪一款是奶制品，哪一款是含奶饮料了。

我在门诊中还遇到不少家长，都确信孩子喝骨头汤可以补钙，特别是在孩子骨折以后。你是不是也有这样的想法呢？骨头汤真的能补钙吗？

其实，骨头汤补钙的效果是微乎其微的。骨头中钙的主要存在形式是磷酸钙，而磷酸钙是一种只微溶于水的物质，也就是说只有极少量的磷酸钙可以溶解在水中。而骨头汤中钙其实更多来自骨头上的肉。通常情况下，每100毫升骨汤中的钙含量为4～6毫克；而100毫升的牛奶，含钙量是100毫克。要想获得100毫升牛奶能够提供的钙，我们就要喝下近2000毫升的骨头汤，而且还不能做到100%吸收。所以喝骨头汤并不是理想的补钙方式。此外，骨头汤中会含有大量的油脂成分，这也是为什么浓汤的颜色会发白。喝骨头汤，不但没有补充多少钙，反而摄入了过多的油脂，这是不是适得其反呢？

与此说法类似的还有吃虾皮补钙。虽然虾皮中的钙含量很高，每100克虾皮中就有约1000毫克的钙，但是能够真正能被人体吸收的钙却很少，绝大部分钙都随着大便被排出体外了。所以吃虾皮也不是理想的补钙方式。

维生素 D 可促进钙磷的吸收

说完钙，再来看看维生素。维生素，特别是水溶性维生素，主要通过水果和蔬菜补充，特别是橙色、红色和深绿色的新鲜食物，比如菠菜、西蓝花、木瓜、南瓜、胡萝卜、橙子以及各种莓果等。每种蔬果中的维生素种类和含量各不相同，为了"取长补短"，达到最佳的补充效果，推荐每日摄入 5 种以上的新鲜蔬果。

特别需要指出的是维生素 D。维生素 D 可以促进钙和磷的吸收，如果缺乏维生素 D，年幼的孩子会患上佝偻病，稍大的孩子骨骼会变形，同时生长发育受阻。从食物中获取的维生素 D 非常有限，即便是被认为营养丰富的母乳中的维生素 D 含量也不高。所以，母乳喂养的孩子从出生后就要尽早开始补充足量的维生素 D。一些深海鱼中有较高含量的维生素 D，比如三文鱼、鳕鱼、金枪鱼等，如果有条件的话，建议家长让孩子每周吃 2 ～ 3 次深海鱼。

人体需要的维生素 D 有 90% 以上都是通过日光中的紫外线照射皮肤而合成的。紫外线的强度又和季节、纬度、空气洁净程度等因素有关系。一般建议家长每天让孩子适当暴露肢体部位的皮肤，在阳光下接受 20 ～ 30 分钟的照射，不过需要避开正午太阳直射的时间，以防止过强的阳光对孩子娇嫩的皮肤造成损伤。

要提醒家长的是，给孩子涂抹防晒霜，或者隔着玻璃晒太阳，都会显著地降低到达皮肤的紫外线强度，从而影响皮肤合成维生素 D。

黑名单食物，千万不要出现在孩子食谱里

有三类食物，虽然深受孩子和大人们的喜爱，但是过多地摄入会影响身高的发育，处在生长期的孩子应该尽量少吃或者不吃。

第一名：含糖饮料

含糖饮料随处可见，商店、超市、餐饮店都能见到琳琅满目的含糖饮料。特别是在夏天，喝一杯冰镇的含糖饮料对不少人来说都是一种享受。

但是含糖饮料可以在饮用后的短时间内迅速提高血糖水平，而较高的血糖水平会抑制生长激素的分泌，影响孩子的生长发育。研究显示，一个体重 20 千克的孩子，如果一次喝下 350 毫升的含糖饮料，他体内的生长激素的分泌就会暂停约 2 小时。为了提高国民素质，尤其是处在生长期的孩子的身体素质，有些国家已经开始尝试设立含糖饮料税了。因此，家长应该严格控制孩子对含糖饮料的饮用量，尽量少喝或不喝。

第二名：各种零食

各种零食都可能成为孩子的最爱，比如饼干、糖果、甜点、膨化食品等。这些零食本身其实没有多少营养成分，其中的各种添加剂对孩子的生长更是无益。更重要的是，在两顿正餐间食用过多零食造成的饱腹感会显著影响孩子下一餐的进食量，从而引发进食不规律，甚至营养不良的情况，这对孩子的生长发育是非常不利的。

除了零食，在两餐间其实并不是不能进食一些食物，只是在量和种类上需要进行控制。从量上说，两餐之间进食不能干扰到下一餐的正常进食，换句话说，不能"往饱了吃"，特别是在孩子下午放学以后、晚饭之前的这段时间。从种类上来说，除了上面举例的零食，家长可以选择的余地其实还是很大的，各种水果、坚果、无糖酸奶等都是加餐的不错选择。

另外，很多孩子吃零食的习惯是从家长那里学来的。所以，要想帮孩子建立更好的饮食习惯，各位家长也要管好自己的嘴。

第三名：油炸食物

煎炒烹炸是常见的食品加工方式。食品在经过油炸以后，会散发出异常诱人的味道。这就是不少孩子对快餐店里的炸薯条、炸鸡块等油炸食品没有抵抗力的原因。但是过多食用这些高热量的食物，会造成孩子体内脂肪的堆积，造成超重或者肥胖，乃至骨骼提前成熟，对孩子的身高增长是不利的。因此家长应尽量少让孩子食用这些高热量食物。

孩子肥胖也会矮——家长必须知道的肥胖判断标准

与营养摄入不足相比，孩子营养过剩是当今社会比较普遍的现象。而营养过剩最为突出、最为常见的表现就是儿童超重或肥胖。肥胖不仅会增加孩子心肺等器官的负荷，还会促进骨骼过早成熟与性早熟，是诱发"O 形腿"或"X 形腿"的危险因素，而这些都会对儿童身高的增长产生负面影响。所以要想让孩子有个理想身高，在注意均衡营养的同时，还要避免营养过剩。

那么家长如何判断自己的孩子是否属于肥胖呢？在前面的章节中已经给各位家长介绍了身高生长曲线，在同一张图表中，还有体重的生长曲线，可按照相似的操作方法，规律地记录下孩子的体重数据点，描连成线，与标准曲线进行对比，判断孩子的体重是否处在这个年龄的正常区间内，以及增长速度是否正常。除此之外，成人常用的BMI，对 2 岁以上的孩子而言，也是评估超重和肥胖的公认标准指标。

BMI 的计算方法是用体重的千克数除以身高米数的平方而得到的数值。

$$BMI=\frac{体重（kg）}{身高^2（m^2）}$$

举个例子：一个 8 岁男孩，体重 38 千克，身高 1.35 米，那么他的 BMI 数值是 38÷1.35²=20.85。有了这个数值后，我们还要找到参考标准，才能确认他是否超重或者肥胖。国家卫计委于 2018 年发布的《学龄儿童青少年超重与肥胖筛查》标准中，列出了不同年龄男孩、女孩的超重和肥胖界值标准，见表 5-2。

表5-2　6～18岁学龄儿童青少年各性别年龄BMI超重与肥胖界值

年龄（岁）	男孩		女孩	
	超重	肥胖	超重	肥胖
6—	16.4	17.7	16.2	17.5
6.5—	16.7	18.1	16.5	18.0
7—	17.0	18.7	16.8	18.5
7.5—	17.4	19.2	17.2	19.0
8—	17.8	19.7	17.6	19.4
8.5—	18.1	20.3	18.1	19.9
9—	18.5	20.8	18.5	20.4
9.5—	18.9	21.4	19.0	21.0
10—	19.2	21.9	19.5	21.5
10.5—	19.6	22.5	20.0	22.1
11—	19.9	23.0	20.5	22.7
11.5—	20.3	23.6	21.1	23.3
12—	20.7	24.1	21.5	23.9
12.5—	21.0	24.7	21.9	24.5
13—	21.4	25.2	22.2	25.0
13.5—	21.9	25.7	22.6	25.6
14—	22.3	26.1	22.8	25.9
14.5—	22.6	26.4	23.0	26.3
15—	22.9	26.6	23.2	26.6

年龄（岁）	男孩		女孩	
	超重	肥胖	超重	肥胖
15.5—	23.1	26.9	23.4	26.9
16—	23.3	27.1	23.6	27.1
16.5—	23.5	27.4	23.7	27.4
17—	23.7	27.6	23.8	27.6
17.5—	23.8	27.8	23.9	27.8
18—	24.0	28.0	24.0	28.0

刚才我们举例的那个 8 岁小男孩，BMI 是 20.85。在表 5-2 中，我们可以查到 8 岁男孩的超重和肥胖的 BMI 界值分别是 17.8 和 19.7。所以这个孩子是属于肥胖的，应该引起家长的高度重视。

造成儿童肥胖的原因有很多，需要根据孩子的具体情况有针对性地向医生或者营养师咨询，找到原因并制订具体的解决方案。需要提醒各位家长的是，未成年人千万不要进行节食减肥，这对生长发育中的身体的负面影响非常大。大多数 8 岁以下的肥胖儿童都可以通过调整饮食结构和习惯达到控制体重的目的。

不少家庭存在一些容易引起儿童肥胖的不良饮食习惯：

第一，一边看电视一边吃饭。这样会使孩子在无意中进食更多的食物。

第二，频繁在外就餐。无论是快餐还是传统饭食，餐馆的食物往往含有更高的热量，更容易让孩子发胖。

你家中是否也存在着类似的饮食习惯呢？为了孩子的身高和健康，以及自己的身体健康，是不是应该在就餐时关上餐桌旁的电视，享受和孩子共进晚餐的时光呢？

有了这些饮食好习惯，孩子长高不发愁

要建立良好的家庭饮食习惯，我再提出一些建议：

第一，每天吃饭时间应该相对固定。

特别是不能在周末把三顿饭变成两顿饭。两顿正餐之间应间隔4～6小时，这期间可以根据孩子的情况少量加餐。

第二，重视每天的早餐。

俗话说，早餐要吃好，午餐要吃饱，晚餐要吃少。即使这样，在很多人的观念中，早餐依然停留在"吃一口就行"的层面。

其实，早饭、午饭、晚饭在一天进食总量中所占比例分别为30%、30%和30%，剩下的10%可以通过加餐完成。科学搭配的早餐可远比"豆浆加油条"的经典组合营养丰富得多。

第三，细嚼慢咽。

每一口饭要咀嚼15下以上，经过充分咀嚼后，食物可以变成更小的颗粒，以促进营养物质的消化和吸收。

第四，每日应该有足够的饮水量。这一点在后面一节会进行

专门讨论。

最后，还有一条建议是给各位家长的：在给孩子准备食物的时候应该尽量采用蒸、煮、焯的做法。如果实在需要炒，尽量做到大火快炒、少油少盐，尽最大可能保留食物中的营养素。

喝水少的孩子会变矮，这样喝水才能长高个儿

水是生物赖以生存的一种重要生命物质。在本书第 1 章中提到的人体身高在清晨和夜间的差异，其实也和结缔组织中水分含量有着密切的关系。

根据孩子不同的年龄、每日活动量和所处的环境温度，每日的建议饮水量也是不同的，不能做出统一的推荐。更重要的是，要让孩子养成定时喝水的习惯，不能等到已经感觉到口渴了才想起去喝水。

有关喝水这个话题，让我们再深入探讨一下。

喝水的量

正常情况下，成人每日对水的平均需求量约为 2000 毫升。而低龄儿童对水的需求量远远小于成人，如表 5-3 所示。

如前文所述，相较于成人，儿童身体中水分占体重的比例更大，尽管孩子整体上每天对水的需求量不及成人，但是如果用单位体重对水的需求量做比较，很显然，儿童比成人需要更多的水。所以在进水不

表5-3　0～5岁儿童每日饮水平均参考量

年龄	每日饮水参考量
出生～6个月	只须保证奶量，无须喂水
7～12个月	按需喂水，每天118～177毫升
1～2岁	400～600毫升
2～3岁	600～700毫升
4～5岁	700～800毫升

足、大量出汗以及发生呕吐或腹泻等情况时，儿童更容易出现脱水的现象。另外，因为孩子的各种调节能力不完善，单次过多饮水也可能引起水和电解质的代谢紊乱，因此少次多量饮水的做法是不可取的。

有关喝水的量有一个基本原则就是"量出为入"。对于穿纸尿裤的孩子，家长可以根据尿量控制奶量和饮水量。针对大孩子也有一个非常简单实用的指标来判断喝水的量够不够，这个指标就是孩子尿液的颜色，如表5-4所示。

在正常情况下，尿液应该是无色或者淡黄色的。当尿液颜色加

表5-4　尿液颜色与身体缺水程度对应关系

序号	颜色	缺水程度
1		良好
2		正常
3		一般
4		缺水
5		非常缺水
6		严重缺水
7		极度缺水

深就意味着孩子可能出现了某种程度的缺水，甚至脱水。这时，家长就应该马上提醒孩子喝水了。

喝水的时间

家长应该让孩子养成定时、少量、多次饮水的习惯。口渴时，孩子会大口大口地快速喝水，此时会有大量空气随之进入胃肠道，容易引发腹胀、消化不良等症状。而且一次大量饮水后，如果水量超出肾脏处理水的能力，水就会滞留在体内，导致血液渗透压降低，细胞水肿，不但不能起到补水的作用，反而对身体有害。

还有，在睡眠期间正常地呼吸也会带走体内的水分；即使没有明显出汗，皮肤也会"蒸发"大量的水分。所以，经过一整夜的水分消耗，清晨起床后，喝一杯水补充身体内的水分是很重要的。

但并不是任何时候都是喝水的好时机，比如饭前 30 分钟内和饭后 2 小时内不要大量饮水，否则会影响食物的消化。

此外，在运动过程中，孩子会大量出汗，身体里的水分会快速流失，需要及时补充。特别需要注意的是，尽管孩子在运动后很容易感到口渴，但不宜在运动后立即大量喝水，短时间内摄入大量水分的害处前文已经讲得很清楚了。相应地，家长应该嘱咐孩子在运动前、运动中和运动后分次饮水。

前文已经提到,含糖饮料是不健康的。那么能不能用喝果汁代替喝水呢?提起果汁,这是一个十分宽泛的概念。为了改善果汁或者果汁类饮料的味道,厂家往往会在果汁中或多或少地添加人工成分。而且,有的孩子一旦习惯了果汁的味道就很难再接受无滋无味的水了。所以,我给各位家长的建议是:不要让孩子用喝果汁替代喝水,如果为了追求营养,喝果汁不如吃原味的新鲜水果。

其实,在一般情况下,室温的新鲜白开水是最健康的饮料。当然,由于汗液中存在大量的电解质,在运动出汗的同时,电解质比如钾、钠也伴随着丢失。所以在运动中和运动后补充的水分,应该添加适量的电解质和糖分。家长可以选择在白开水中加入少量的糖和食盐,也可以选择让孩子在适量饮水后通过新鲜水果、蔬菜进行补充。

需要指出的是,号称富含电解质的运动饮料和功能性饮料可能并不适合儿童饮用。希望家长仔细阅读饮料包装上的相关说明。

第 **6** 章

要想长得高，合理运动是关键

运动如何影响身高？

在影响孩子身高的三个主要环境因素中，孩子们更容易接受前两个章节所介绍的"充足睡眠"和"均衡营养"，这两个因素也相对更容易实现。而要想实现第三个环境因素——"科学运动"，情况可能就要因人而异了。对喜欢运动的孩子来说，这件事完全不在话下；而对没有运动习惯的孩子来说，如果突然让他们动起来，有时可能也是一个"痛苦"的过程。

但是为了保障孩子的健康，尤其是长高，科学运动是必不可少的。已有科学研究证明，运动在以下方面对人体的健康起到了重要的作用：

1. 降低患心脏病、卒中、2 型糖尿病、高血压、阿尔茨海默病，以及一些癌症的风险。

2. 提高睡眠质量，改善失眠和阻塞性睡眠呼吸暂停的症状。

3. 提高认知能力，包括记忆力、注意力以及神经处理速度。

4. 有助于控制体重，降低患上与肥胖相关的慢性疾病的风险。

5. 维持骨骼健康和提高人体平衡能力，减少摔倒后受伤的可能性。

6. 减轻抑郁和焦虑的症状。

但是，运动对于健康的这些积极作用绝对不是偶尔运动一两次或者"三天打鱼，两天晒网"式的运动就可以实现的，而需要长期坚持。

儿童时期就是建立这一良好习惯的最佳时期。家长应该帮助孩子建立热爱运动的好习惯，同时也需要通过亲身参与、引导，帮助孩子把对运动的热情长期保持下去。

这一章会着重介绍运动对身高的影响，同时推荐三类对儿童长高有益的运动方式，帮助孩子充分发挥长高的潜能。

本书第 2 章曾经提到，身体长高的直接原因是生长板中软骨细胞的不断增殖、分化和钙化。而生长板中软骨细胞的增殖受到了内部和外部两种因素的共同作用。内部因素，主要指内源性激素对生长板的刺激，比如说生长激素、类胰岛素生长因子、性激素等；外部因素，主要指外界对于生长板产生的生物力学刺激，以及由运动造成的骨骼肌肉组织中更快的血液循环和新陈代谢过程。在内、外部因素共同作用下，生长板中软骨细胞更快地增殖，从而骨骼不断延长，身体不断长高。

运动，可以说是刺激生长板生长的最好方式。一方面，运动本身可以促进生长激素分泌量增加。研究表明，在 10 ~ 15 分钟中等以上强度的运动后，血液中生长激素的浓度会比运动前有所提升；另一方面，运动过程中无论是肌肉的牵拉还是身体与地面之间接触所产生的作用力，都可以直接刺激生长板的生长。所以，要想有个理想的身高，充足的运动是必不可少的。

但是，需要强调的是，运动也是一把双刃剑。不恰当的体育活动，不但容易引起孩子的各种运动损伤，而且如果孩子的生长板在运动过程中受到了严重的损伤，还会直接影响骨骼的生长。所以必须要懂得科学运动。

三类有助于长高的运动，你做对了吗？

第一类是全身性的有氧运动。

什么是有氧运动呢？简单来说，强度相对较低但能够维持长时间进行的运动，基本上都是有氧运动，比如快走、慢跑、长距离慢速游泳等。有氧运动是一切运动的基础，不但有助于孩子长高，而且可以锻炼孩子的心肺耐力、肌肉力量、平衡能力、身体柔韧性等多种运动能力。

3～6岁的孩子，可以通过日常跑跑跳跳，玩滑板车、平衡车等方式来提升整体的运动能力。年龄大一些的孩子除了日常跑、跳以外，还可以选择长距离慢速游泳、骑自行车等活动。细心的家长会提出这样的问题："有没有适合3岁以下的孩子进行的有氧活动呢？"答案是显而易见的。对这些小宝宝而言，学爬行、学走路、学跑、学跳、学拍球这些学习玩耍的过程就是他们最好的体育活动。但如果他们的玩伴变成了电视机或者平板电脑，就失去了和体育活动密切接触的机会。因此家长需要严格控制孩子使用电子产品的时间，鼓励孩子积极参与能够起到运动效果的玩耍活动。

第二类能够帮助孩子长高的运动是弹跳运动。

弹跳运动会使人体骨骼，特别是下肢骨骼，承受节律性的垂直于生长板方向的压力。这种外力可以有效地刺激生长板中的软骨组织，促进下肢骨骼的延长，同时还能使孩子的骨骼变得更加坚韧。

对于 3 ~ 6 岁的孩子，兔子跳、青蛙跳、跳房子等游戏可以增加弹跳运动的乐趣，吸引他们参与。对于 6 ~ 12 岁的孩子，跳高、跳远、跳绳都是很好的选择。对于 12 岁以上的孩子，需要团队合作的且具有竞争比赛性质的篮球、排球、羽毛球等弹跳运动则具有更大的吸引力。除了健康的身体和理想的身高以外，这些运动还能给孩子带来很多意义深远的影响，比如建立团队合作精神、正确看待成功与失败、学习如何更好地适应社会等。这些"非智力因素"的修养也都是孩子长大成人步入社会之前的必修课，能够帮助孩子日后更好地适应、融入社会。

有的家长又要担心了，无论是兔子跳还是青蛙跳，孩子在跳的过程中都会有或深或浅的下蹲动作。人们都说过多的下蹲会伤害膝盖，每天这么跳来跳去会不会对孩子的膝盖不好呢？

其实，这种说法多少有些以偏概全。

下蹲是一项重要的基本运动形式，对于下肢髋、膝、踝各关节和核心肌肉都有很好的锻炼效果，对提高孩子的运动能力有明显的帮助。适度的下蹲运动不仅不会伤害孩子的膝盖，反倒会增强孩子膝关节附近的核心肌肉，起到更好的保护膝盖的作用。同时，下蹲也是一些运动的基本构成元素，比如弹跳运动，无论是起跳还是落地都是在下蹲这个动作的基础上完成的。

"下蹲伤膝盖"这一说法源于在膝盖弯曲的时候，比如说下蹲、上下楼梯时，髌骨和股骨之间过于集中的压力会造成关节面软骨的磨损，这种压力可以达到体重的数倍之多，而且体重越大，压力越大。由于成人和孩子的体重存在很大的差异，孩子运动的速度和跳跃的高度也远远不及成人，所以在跳跃过程中，儿童膝关节需要承担的压力也要小很多。如果不是持续 10 分钟以上不间断地进行弹跳运动，孩子膝关节受损的可能性是很小的，家长不必担心。

除了控制弹跳运动的时间以外，家长和体育老师还可以通过训练帮助孩子规范进行弹跳运动的动作模式，进一步避免弹跳运动对孩子的膝关节造成损害。

弹跳应该从下蹲动作开始，尽量保持身体的重心不向前移，好像要坐在身后的凳子上一样。同时，膝盖弯下去的时候，保持膝盖朝向脚尖的方向，避免出现膝关节内扣的现象。在起跳时，臀部和大腿周围的肌肉同时发力，依次伸直髋关节和膝关节，跳跃离地。在落地时，动作顺序相反，当双足接触地面后，膝关节、髋关节依次弯曲，以起跳时下蹲的姿态完成落地的动作。这样做可以通过大腿和臀部肌肉的收缩，最大程度上吸收落地时传导到膝关节的冲击力，降低膝关节受损的风险。通常，从孩子的一蹲、一起、一跳等几个简单动作，就能够看出这个孩子是否训练有素。

虽然弹跳运动可以直接刺激生长板的生长，但是这种外力刺激的强度需要控制在一定限度之内。强度过大或者过于频繁的刺激，不但不会帮助生长板生长，反而会引起生长板的损伤，甚至造成生长板提前闭合。生长板一旦闭合也就意味着骨头不会再继续变长，身高的增长也就停止了。所以，除非专业需要，我不建议处在生长期的孩子进行任何专业性的反复翻腾、跳跃动作训练以及过大的负重性运动，比如专业体操、举重训练等，以免影响孩子长高。

第三类要推荐的运动是拉伸运动。

不少人认为拉伸是热身准备活动的一部分，但其实在体育科学中，拉伸运动最主要的作用是让运动后的肌肉得到更快的恢复，所以在运动结束后也应该进行拉伸运动。

除了可以让肌肉得到恢复，拉伸运动还可以增加身体的柔韧性，降低身体受伤的风险。处于生长期的孩子，经常进行拉伸还可以改善关节周围的血液循环，放松关节周围过于紧张的肌肉，给生长板一个更加"宽松"的生长空间。拉伸还可以通过调整不同肌群的张力对骨骼排列进行优化，比如脊柱附近肌肉的拉伸可以帮助脊柱恢复正常的生理曲度并矫正不良的身姿，这些都是对身高增长有促进作用的。

这里说的拉伸指的是主动拉伸，也就是孩子在放松的情况下，通过主动的肌肉运动（收缩或者放松）而实现的对下肢和脊柱的拉伸。听上去还挺复杂的一件事情，其实我们每天都会去做，只不过我们没有在意罢了。比如打哈欠，看似日常的一个简单动作，其实就是身体在做拉伸运动。无论是躺着、站着还是坐着，让孩子把双手向上举过头顶深吸气，尽量向头顶远方伸出，以双臂带动双肩，以及整个脊柱的上半段，坚持 5 秒钟，呼气放松，就完成了一个简单的拉伸训练。读到这里家长也就明白了，这里所说的拉伸绝对不是通过外界的力量，强行对肢体进行"拔苗助长"式的牵拉，那种做法对于孩子的身高增长不但无益还有可能带来风险。

回到帮助孩子长高的话题，拉伸运动对于身高增长的作用不同于放松肌肉的作用，如果想通过拉伸运动帮助孩子长高，孩子做拉伸运动的时间也就不仅仅局限在运动以后，而应该坚持每天 3 次以上，每次持续 5 ~ 10 分钟，规律地进行拉伸运动。拉伸运动本身的强度并不大，也不需要特殊的器械，所以是很容易实现的。可以利用早上起床后和晚上睡觉前的 5 分钟，让孩子做一做拉伸运动。那么还有一次拉伸运动应该在什么时间完成呢？

拉伸运动的实现条件其实非常简单，甚至随时都可以进行。以一个非常简单的针对下肢的拉伸运动——踢腿为例，只要场地适合，任何时间都可以完成，而且无论是向前踢、向侧方踢还是向后踢都可以对下肢进行有效的拉伸，是一件多么容易实现的运动呀。踢腿又可以分为踢小腿和踢大腿。踢小腿时，以膝关节为中心，小腿向前踢出，对于大腿肌肉和膝关节以下的下肢有很好的牵拉作用。踢大腿时，以髋关节为中心，整条腿向前踢出，类似足球比赛中开球门球的动作。这一动作涉及整个下肢、髋关节、臀部和躯干部的肌肉，牵拉的范围变得更大。和踢腿类似的拉伸动作还有体前屈、体侧屈、压腿等，这些动作是不是都有些耳熟呢？

其实，学校在孩子的日常"规定动作"中已经留出了这样一个做拉伸放松运动的时间，你想到了吗？是的，就是孩子的课间操时间。孩子只要上学就会做课间广播体操，各位家长可以请体育老师再来规范一下孩子做广播体操时的动作，同时一定要嘱咐孩子，不要错过了这个进行拉伸运动的宝贵机会。

以上就是三种有助于身高增长的体育运动形式：有氧运动、弹跳运动以及拉伸运动。下面再详细介绍一些这三种类型中常见的运动项目。

游泳

游泳可以给身体带来的各种好处，相信大家都有所了解。游泳是很多骨科医生和康复科医生都非常推荐的一种全身性有氧运动形式。不少骨科疾病患者术后或保守治疗后的康复治疗，医生都会推荐在水中进行，或者说游泳本身就是一种康复训练。

相较于陆地上的运动，游泳这种水上运动对人体的锻炼更加全面。无论采用何种泳姿，在游泳的时候，上肢和下肢的摆动就如同陆地上的各种肢体伸展、拉伸和抗阻运动。为了维持身体在水中的平衡姿势，腰背部的核心肌肉要发挥比在陆地上更加重要的作用。而且人体在水中受到的浮力将会部分抵消地球的引力，在平衡相关的核心肌肉力量的持续作用下，孩子的脊柱更容易恢复到正常的中立位置，这对于改善孩子驼背等不良姿势是非常有意义的。

跳绳

跳绳是一项很少会造成运动损伤的全身性运动，它既是有氧运动，又是弹跳运动。在跳绳时，下肢的骨骼、肌肉受到脉冲式的力学刺激，对于骨骼的生长起到直接的促进作用。加上运动达到一定强度和时间后，就会引起血液中生长激素水平的提升。因此跳绳对身高增长而言，可谓事半功倍。

游泳虽然也是一项好的运动，但是最起码需要一片安全的水面。这一点对大多数人来说，都不是轻而易举就可以做到的。然而跳绳不受时间地点的限制，每个人可以根据自己的水平和耐力，灵活掌控运动时间、强度和难度。

跳绳可以单人跳，也可以双人跳。如果你家里没有跳绳，我建议你可以多买一根，给孩子一根，也留给自己一根，之后就可以和孩子一起开始这项有趣又有意义的家庭亲子运动了。当孩子学会跳绳以后，可以根据孩子的体力，逐步增加每次跳绳的数量，推荐每次至少跳 500 下或者持续跳 5 分钟以上。

为了预防跳绳可能引发的运动损伤，在跳绳前，家长应该带领孩子做好运动前的准备活动，特别是踝关节和膝关节的准备活动。家长还需要对地面情况稍加关注，不建议在过于松软的地面进行跳绳，以免出现崴脚的情况。为安全起见，如果跳绳以后孩子出现脚疼、脚脖子疼、膝盖疼的情况，家长应该及时带着孩子去医疗机构进行检查。

此外，我在门诊中已经不止一次地看到因为在跳跃过程中走神而崴脚，甚至骨折的病例。所以家长还要嘱咐孩子，即使跳绳的动作再熟练，在跳的时候也要做到专心致志、一心一意，这样才能避免一些意外的发生。

瑜伽

在前文中已经向大家介绍了一些简单的拉伸运动，比如打哈欠、踢腿和广播体操。瑜伽运动中其实也有很多有效的拉伸运动，我再向大家介绍几个有助于身高增长的常见瑜伽体式。

双向伸展

平卧床上，面部朝向天花板，双臂伸到头耳两侧水平置于床面上，均匀呼吸。上肢向上、下肢向下，沿床面做向上、向下"伸出去够"的动作，感受肢体各个关节以及脊柱被牵拉、伸长的感觉。坚持 10 ~ 30 秒钟，放松 10 秒钟，重复上述动作 3 ~ 5 组。

眼镜蛇式

面部向下趴在床上，将手掌置于肩关节的正下方，用手掌撑床，将上身抬起，头部尽量向上扬起，尽量保持整个后背最大程度向前突出的弧度。坚持 10 ~ 30 秒钟，放松 10 秒钟，再次重复上述动作 3 ~ 5 组。

立位体前屈

直立站好，双脚分开与肩同宽。以髋关节为中心向前做鞠躬的动作，保持膝关节伸直，用双手去够地面，均匀呼吸。坚持 5 ~ 10 秒钟，放松 10 秒钟，重复上述动作 3 ~ 5 组。

如何把控孩子的运动量和运动强度？

美国心脏学会针对 6 ～ 17 岁儿童的运动方式提出了建议：健康的儿童，应该保持每周 7 天、每天至少 60 分钟的中、高强度体育活动。其中，每周至少包括 3 天高强度的体育活动，3 天针对骨骼强度、肌肉强度的体育活动。

在这个建议中，有三点需要深入讨论。

第一，针对成人的运动量建议中，推荐每周进行 150 分钟体育活动，也就是一周 5 天，每天 30 分钟。剩下的 2 天是给成人的身体一个休息、修复、复原的机会的。我们可以看到，同样参加一场较为激烈的体育活动以后，成人往往需要几天时间才能摆脱运动带来的各种疼痛和不适的感觉，而孩子很有可能在睡一觉以后就恢复到了运动前的状态。这是因为相较于成人，处于生长发育中的孩子，生长速度、新陈代谢速度更快，损伤修复的速度也更快。所以，家长在为孩子安排一周的体育活动计划时，并不需要刻意留出休息的时间。

第二，除了运动时间，在运动强度上对成人和儿童的建议也有区别。推荐儿童进行中、高强度的运动，而成人是中等强度的体育运动。对于运动强度的规定最主要是出于运动安全的考虑。通过监测心率将成人的运动强度限制在一定范围内，可以减少运动过程中心脏意外事件的发生率。但与成人相比，儿童发生心脏意外的概率微乎其微，反而需要逐渐加大运动强度去促进他们心肺耐力的发展。当然这些推荐针对的是健康的儿童，患有慢性心肺疾病的孩子应该另当别论。

　　但即便都是健康的孩子，每个孩子的心肺耐力也不一样，完成同一体育活动后的反应也各不相同。同样是跑 100 米，有的孩子轻松完成，有的孩子却跑得上气不接下气。如果要把工作做细，还是要对每个孩子的运动能力进行个体评估。那么应该如何判断某项运动对某个孩子来说达到了什么强度呢？

　　前文提到，对成人来讲最精确的判断指标是运动时的心率。但对孩子来说，完全没有必要采用这么复杂的指标，家长可以通过孩子在运动时的表现判断孩子的运动强度达到了什么程度。

　　先来说中等运动强度。如果在运动时孩子感觉到心率开始加快、呼吸稍急促、身上微微出汗，不过依然可以跟身边的人正常对话，这时候孩子的运动就已经达到中等强度了。再来看高强度，同样有几个指标可以作为参考。如果在运动时孩子感觉到心率大幅加快、有心慌的感觉，呼吸比平时明显急促、深度大幅增加，身上大汗淋漓，需要停止运动调整呼吸后才可以说话，这时候孩子的运

动就达到了高等强度了

为什么只推荐孩子进行中、高强度的运动呢？难道低强度的运动，比如说散步，对孩子的生长发育就没有作用吗？有一定的作用，但是慢速度的散步，并不会刺激心率和呼吸频率的提高。

从这个层面上说，散步仅仅是一种活动方式，给孩子带来的益处远远比不上真正意义上的体育运动。要想孩子通过运动实现锻炼身体和长高的目的，还是建议家长按照前面的推荐，为孩子安排适当的中、高强度体育运动，而不能用慢速散步来替代这些运动。

第三，儿童运动指南中要求每周应该进行 3 次以上的针对骨骼强度、肌肉强度的运动。保持和增强肌肉强度可以通过各种抗阻力的肌肉力量练习实现，而提升骨骼强度则需要进行自负重的体育运动。

举例来说，使用哑铃进行上肢肌肉练习是一种抗阻运动，的确可以增加肌肉的力量和强度。但是哑铃的重量毕竟不是身体的体重，所以对增强骨骼强度来说，使用哑铃的运动就不能起到最好的效果。

又比如在游泳时，会用到全身的肌肉克服水的阻力维持身体平衡并将身体向前推进，但是骨骼始终没有发挥支撑身体体重的作用。所以，仅仅依靠游泳运动是不能增强骨骼强度的。从这个角度去分析，在跳绳或者慢跑运动过程中，骨骼负担了大于体重的力量，是更加有利于孩子建立强大骨骼肌肉系统的体育活动。

怎么样，你的孩子的运动量达标了吗？如果没有，还请家长尽快按照上面的推荐，为孩子制订科学的运动计划。尤其是小学高年级和初中的学生，虽然课业繁重，但体育运动对孩子的成长有着深远的意义，不容忽视。

注意：别让运动起了反作用

在前文中已经反复强调，运动是一把双刃剑。合理、科学地安排体育活动可以促进孩子身高增长和保障孩子身体健康，不恰当的体育活动也可能给孩子带来伤痛。

家长必须遵守三个科学运动的原则，最大限度地让孩子从运动中受益，同时规避运动给孩子们带来的损伤风险。

一是量力而行。每个孩子的身体素质情况不同，应选择身体承受范围内的运动强度。具体来说，如果孩子只能承受快走的运动强度，就不要选择快跑。

二是循序渐进。运动量的增加要逐步递进。以跑步为例，每天跑 5 千米的人，不应该在某一天突然增加到 10 千米，而应该根据身体情况以一次增加 0.5 千米的方式，在数周内逐步增加到 10 千米。其他运动形式也应该用这种每周递增约 10% 的方式，渐进地增加训练量。

三是形式多样。尽量为孩子选择更多的运动形式。绝大多数的儿童运动损伤都是对某一部位的"过度使用"造成的，因此，给孩子安排多种多样的体育活动，既可以发展孩子各方面的技能、均衡训练身体各个部位的肌肉，又能够减少运动损伤的发生率，同时还能增添乐趣，孩子容易长久坚持。

如何自行判断是否发生了运动损伤

孩子在运动后出现一定程度的身体疼痛和不适症状是正常情况。相信每个人都亲身经历过运动后乳酸堆积造成的肌肉酸痛。但是如果疼痛持续时间较长、程度较重，就可能是运动损伤的表现了。这里有三个指标可以帮助家长做一下初步判断：

1. 疼痛程度能否忍受。

2. 休息后症状能否有所缓解。

3. 第二天能否重复同样强度的运动。

如果上面三个问题的回答都是"能"的话，那么这种不适仍属于运动后正常的生理反应；如果回答中有两个及以上"否"的时候，那就要考虑到可能是出现了超出孩子身体自我修复能力的运动损伤。这个时候就需要去咨询一下专业医生，做一个专业全面的检查，以便获得及时的治疗。

有关孩子运动的常见问题

　　一提到运动，家长总有问不完的问题，毕竟越来越多的家长已经认识到了体育运动给孩子带来的益处。除了学校的体育课，也有越来越多的家长给孩子报名了体育相关的兴趣班和培训班。

　　在这一节将会回答一些有关孩子运动的常见问题，希望各位家长也能找到自己所关心的问题的答案。

不同年龄段的孩子该如何选择运动形式？

　　首先，运动是不分年龄的，每个年龄都有所处年龄段可以完成的运动形式。从某种程度上说，初生婴儿的哭闹也算是一种可以锻炼心肺耐力的运动。

　　其次，在 6 岁前，孩子各种运动能力的发展表现出一定的规律性。所谓"三翻、六坐、七滚、八爬、周会走"，就是对孩子 1 岁以前的运动发展规律的总结和描述。此后，随着神经系统和骨骼肌肉系统的发育，孩子可以做的事情越来越多，运动能力也会越来越强，但是也同样遵循一定的规律。

比如通常情况下，孩子在 18 个月时，可以在大人的帮助下走上楼梯、倒退走路，以及学会投掷等；2 岁时，可以自行上下楼梯，可以双脚原地跳跃；3 岁时，可以骑三轮车，可以单脚站立；4 岁时，可以单脚跳跃，双脚交替下楼梯；5 岁时，可以接住抛过来的球，双脚交替跳跃；6 岁以后，就可以在一定速度下灵活自如地奔跑、跳跃了。上小学以后，孩子基本掌握了所有的运动基本要素，之后就可以在运动的速度、力量、反应性、准确性等方面进行提升了。

这些时间点是对孩子进行相应练习的关键时期，正所谓"水到渠成"，结合这些时间点安排练习，往往能够事半功倍。我并不排除天才的可能，我也真真正正看到过运动能力提早发展的孩子。不过对绝大多数孩子来说，过于超前的运动训练是不符合自然规律的，也无法取得最佳的训练效果。

最后，虽然孩子在 6 岁以后就已经可以完成跑步、跳跃、投掷等各种动作，但是我不建议孩子在 12 岁以前参加各种专项的体育训练。换言之，12 岁以前孩子所参加的体育活动其实都可以称之为"体育游戏"，而非"体育训练"。对这些孩子而言，广泛地接触各种体育运动项目，培养和保持对于运动的爱好和热情，远比熟练掌握某一个单项体育活动重要得多。

学习跆拳道、芭蕾舞、民族舞，会影响孩子长高吗？

可能在有些家长的心目中有这样一种主观印象——学习跆拳道、芭蕾舞、民族舞的孩子身高都不会太高，可能是因为这些运动对孩子长高有负面影响。这其实是一种误解，参加这些运动的孩子身高普遍不高的原因应该和选材有关，也就是说身高不太高的孩子因为更适合这些运动，而常常被选去参加这些运动。并没有明确的科学研究数据证明这些运动会影响孩子身高的发育，相反，这些运动还可以帮助孩子建立正确的体姿体态，而这是有利于身高增长的。

一天的最佳运动时间有讲究吗？

运动是一种习惯，并没有所谓的"最佳时间"。但如果从运动健康的角度考虑，一般在睡前和饭后 1 ～ 2 小时内应避免进行高强度的体育活动。如果在睡前进行剧烈活动，高度紧张的交感神经可能影响到孩子的入睡；而如果在饭后即刻进行剧烈运动，将会使本应供应胃肠道的血液重新分布到周身肌肉中，从而影响儿童的消化功能以及对营养物质的吸收。

此外，当身体不舒服的时候也应该避免体育活动。感冒、发烧或者某个关节肿胀、某个部位疼痛等症状都是身体在向你发出警告信号，这时就不应该贸然参加任何体育活动了。

孩子课业负担重，实在没法运动？

"孩子课业负担重，没有时间运动"，这很大程度上是家长为孩子或者孩子为自己找到的一个逃避参加体育活动的借口。学习固然重要，但是长远来看，又有什么比孩子的健康更加重要的呢？其实，并不需要抽出大段的空闲时间，只要你想做一些体育活动，总能找到一些碎片时间。比如广播体操的时间，又或者上下学路上的时间，都可以让自己的身体积极地活动起来。不过在这里还要指出的是，虽然利用的是零星时间，但是每次运动的时间最好能够持续 10 分钟以上，这样才能更好地发挥运动促进健康的作用。

儿童运动损伤的最常见原因是什么？

在前文中已经提到，儿童对微小运动损伤的修复能力远远高于成人，但是急性外伤除外，如摔倒、坠落伤，儿童运动损伤的最主要原因还是"过度使用"身体某一部位，造成微小损伤积累而发病。所以不建议 12 岁以下的孩子参加专项体育项目训练，同时应该尽可能地丰富孩子能够接触到的体育运动类型，使孩子的上肢、下肢、躯干等各个部位得到综合训练，平衡发展，而避免某一部位因"过度使用"而发生运动损伤。

胫骨结节骨骺炎就是一种常见的由微小损伤积累引发的膝关节慢性运动损伤，表现为膝关节前方疼痛，如图 6-1 所示。

胫骨结节位于膝关节前方。在正常的解剖结构下，用手先摸到

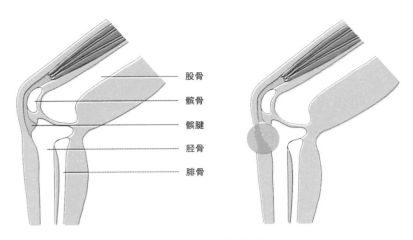

股骨

髌骨

髌腱

胫骨

腓骨

图6-1 胫骨结节骨骺炎

膝关节正前方的髌骨，顺着髌骨向下就可以摸到一个质地很硬的骨头突起，那就是胫骨结节。

有些成人的胫骨结节会非常突出，但是没有任何疼痛的症状，这不代表胫骨出现了异常，可能说明这个人在胫骨近端的骨骺闭合前，参加了过多的体育活动，特别是跑、跳等包含伸膝动作的运动。

胫骨结节是髌腱附着在胫骨的锚定点。当大腿前方的股四头肌收缩时，小腿就可以在髌腱的牵拉下以膝关节为中心向前伸出。骨骼成熟前的孩子的胫骨结节，是通过骨骺软骨连接在胫骨上的。

当孩子进行了过多的跑、跳运动，包括其他伸膝的运动，累积的细微损伤超出了自我修复能力时，就可能引起胫骨结节周围骨骺的炎症。一方面，孩子膝关节前方局部会表现出红、肿、热、痛等炎症症状；另外一方面，和生长板类似，骨骺中的软骨细胞会在炎症的影响下加速增生，使整个胫骨结节显得更大、更突出。

胫骨结节骨骺炎常见于处于快速生长期的孩子，比如 11 ～ 12 岁的女孩或 13 ～ 14 岁的男孩。当骨骼进一步成熟，骨骺逐渐钙化形成正常的骨组织以后，孩子的膝关节前方疼痛的症状就会随之消失，只不过会遗留一个比其他人更为突出的胫骨结节。

第 **7** 章

生长激素该怎么用？

• • • • •

神秘的生长激素

本书的开篇就已经明确地告诉了各位家长，现代医学一般认为孩子成年后的身高有 70% ～ 80% 取决于来自父母双方的遗传因素，还有 20% ～ 30% 是由环境因素决定的。这 20% ～ 30% 包括充足的睡眠、均衡的营养和合理的运动。有关这三个因素的各种细节前文已经进行了详尽的讲解。

但是，在我看来还有一个因素对孩子的身高也有重要的影响。我说的这个因素就是父母对儿童身高发育相关科学知识的认知水平及实践能力。

首先，作为父母需要了解正确的生理知识，才能有效地帮助孩子在身高发育这条路上少走弯路，从而尽最大的可能帮助孩子达到理想身高。虽然有些理论知识是枯燥的，但是作为家长还是应该对相关的知识有所了解。只有这样，家长才能在孩子的诊疗过程中与医生充分沟通、交流，使自己成为孩子身高问题治疗过程中积极的参与者，而不仅仅是被动的执行者。试想，如果在长达数年的药物或者非药物"治疗"的过程中，家长都始终处于被动执行者的地位的话，又如何能让孩子主动积极地配合治疗呢？

其次，如果只知道理论，而不能付诸实践，或者没有耐性坚持下去，理论永远只能是空谈。在身高发育这件事上，父母能够做到"知行合一"也很重要。希望本书的内容可以为各位家长了解身高增长的奥秘提供一些帮助。其实，我更希望每一位读者不要再等明天，从此时此刻开始，从每一个细节做起，真正地把孩子的身高"管起来"。

回顾前面的内容，睡眠、营养、运动等各个因素之所以能够促进孩子身高增长，共同的途径就是保证和刺激孩子自身分泌更多的生长激素。

生长激素是一种人体在正常情况下分泌的具有多种重要生理功能的激素。同时，当人体因患有某种疾病而不能分泌足量的生长激素时，人工合成的生长激素也可以作为一种外源性的药物被注射到人体内发挥替代治疗的作用。所以，无论是正常生长发育，还是身材矮小的药物治疗，提到孩子身高的话题就绕不开生长激素。

一方面，生长激素作为一种能够促进长高的药物显现出了明确的作用；但另一方面，生长激素并不适用于所有对身高不满意的孩子。所以生长激素对不少家长来说，充满了神秘感。总有家长会问："我的孩子能不能使用生长激素呢？会不会产生什么副作用？"而那些已经拿到生长激素处方的家长，也总会碰到一些普遍性的问题。这一章，我们就一起来看一看生长激素的奥秘。

有关生长激素的基础知识

生长激素是由人体大脑垂体前叶分泌的一种肽类（蛋白质类）激素，由 191 个氨基酸组成。

生长激素虽然以"生长"命名，但作用却不仅仅限于促进孩子生长发育，还可以广泛地调节人体糖类、脂肪以及蛋白质等物质的代谢。

对于青少年儿童，生长激素的作用主要是促进生长发育，尤其是骨骼生长和身高增长；对于成年人，生长激素的缺乏则会引起多个器官系统的异常，比如骨密度降低、易于骨折、肌肉萎缩、力量减退、体脂分布异常、血脂增高、动脉硬化风险增高等。

生长激素的分泌伴随人的一生，最早从出生前的胎儿时期就开始了。青春期是生长激素分泌的高峰时期，约为每日 150 微克 / 千克体重。此后生长激素的分泌量逐年下降，到 55 岁时下降至约每日 25 微克 / 千克体重。

真正的幕后英雄

生长激素的半衰期[1]很短，只有十几分钟。而骨骼生长的速度是以月、年为时间单位来计算的。这两者之间存在着明显的不匹配。其实，真正发挥促进骨骼生长作用的并不是生长激素本身。

大脑垂体前叶分泌的生长激素进入血液后，会刺激肝脏生成胰岛素样生长因子（IGF-1）。IGF-1是一种强效的生长因子，它才是真正发挥促进生长作用的幕后英雄。血液中的IGF-1与胰岛素样生长因子结合蛋白（IGFBP）有高度的亲和力，99%的IGF-1都是以与IGFBP相结合的状态存在的。这种结合体是非常稳定的，IGF-1可以在IGFBP的帮助下被转运到特定身体部位的细胞与受体结合，发挥上述生长激素的生理作用。IGFBP是一组结构类似的蛋白家族，其中IGFBP-3是血浆中含量最高的IGFBP，它与IGF-1的亲和力也最高。

最具特点的分泌方式

虽然受到外界因素的影响，但是在生理状态下，生长激素的分泌保持着自己特有的节奏。生长激素的分泌是一种非常明显的脉冲式分泌，每天24小时内大约会出现10次分泌高峰，时间间隔约为128分钟。这种脉冲式的分泌造成生长激素在血浆中的浓度很不稳

---

1 半衰期：是指某种特定物质的浓度经过某种反应降低到初始时一半所消耗的时间。——编者注

定。分泌的间歇期，由于生长激素的水平过低，使用常规检查方法难以检测到，再加上生长激素的半衰期短，这就给评估垂体分泌生长激素的情况带来了更大的困难。

如何测定孩子的生长激素分泌水平？

间接评估指标

在临床中，在对身高异常的孩子进行病因诊断时，对他们的生长激素分泌情况进行准确评估是十分重要的一个步骤。由于直接测量血液中生长激素的水平存在困难，于是科学家就找到了一些迂回的替代方法。

前文中提到了血浆中 IGF-1 浓度的主要决定因素是生长激素的分泌情况。与生长激素相比，IGF-1 的半衰期长，为 20 多小时，一日内血浆浓度也更为稳定，是一个理想的间接评估生长激素分泌情况的指标。同样，IGFBP-3 也可以用于生长激素评估和进行生长障碍的病因诊断。所以，家长在身高门诊的化验单上看到 IGF-1 和 IGFBP-3 这两个血液检查项目时，就可以知道检查结果数字背后的意义了。

不过，真实世界总是要比我们想象中的更为复杂。IGF-1 也会受到其他因素的影响，比如营养状态、甲状腺功能等。当每日的能量和蛋白质摄入不足时，血浆 IGF-1 水平就会下降；当出现甲状腺功能减退症时，血浆 IGF-1 水平也会下降。所以，为了探究生长激素的真实分泌情况和孩子身材矮小的真正原因，很多情况下还需要进行一系列的化验、检查，去过身高门诊的家长可能听说过"激发试验"，这项检测实际上就是生长激素激发试验。

生长激素激发试验

生长激素的分泌虽然存在自己的节律性，但是在外来药物或者其他因素的作用下，垂体自身固有的分泌节律就会被打破，垂体前叶会在刺激下分泌更多的生长激素。在用药前和用药后的一系列时间内采集血液标本，分别测定生长激素在血液中的水平，就可以观察到生长激素水平是否发生了显著的提升。这就是生长激素激发试验的原理。

如果在接受外源性刺激后，生长激素的分泌并没有如期显著增加，依然保持在给药前较低的水平，这时就要考虑垂体的生长激素分泌功能可能出现异常了。在这种情况下，垂体生长激素分泌不足很有可能就是孩子身材矮小的原因。

剧烈运动曾经作为一种外源性刺激，被用于生长激素激发试验。具体方法是：在孩子充分休息后，让孩子剧烈运动 20 ～ 30 分钟，检测运动后血液中生长激素的水平是否较运动前有所提升。这种运动试验是一种相对安全的生理性试验，不过在实际操作中存在一定限制，而且剧烈运动的运动强度并不好精确把握，所以临床中较少使用。目前使用更多的是药物激发试验，也就是给孩子输注相关的药物，在给药前、给药后的 15 分钟、30 分钟、60 分钟和 120 分钟，分别采血检测生长激素的水平是否增高。临床中，常用的药物有可乐定（一种降血压药物）、胰岛素、精氨酸等。

如图 7-1 所示，A 为正常儿童，在注射药物后出现了显著的生长激素分泌增加的现象。而儿童 B 在注射药物前后生长激素的分泌始终维持在较低水平，这就是生长激素分泌异常的表现。

这里要说的是，除了运动试验，其他的药物试验都不是正常生理状态下的医学试验。在试验过程中，短时间内使用超出生理剂量的外源性药物，对接受试验的孩子来说，存在一定的风险。比如使用胰岛素进行生长激素激发试验，就有可能因为静脉注射胰岛素而

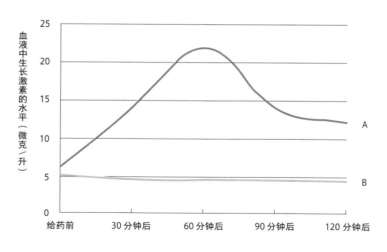

图7-1　进行生长激素激发试验后血液中生长激素变化的不同模式

导致低血糖发作。而且在药物激发试验过程中需要给孩子多次抽血，所以有不少的医疗机构要求被检查的孩子住院才能进行这些试验，或者在日间病房进行试验。

在临床实践中，有很多全身性疾病都可能影响孩子正常的身高增长，例如肾病、肿瘤、肺病、心脏病、胃肠道疾病、免疫性疾病等。在开始正式治疗前，医生对每一个孩子都要谨慎地做出确定诊断或者除外诊断。医生需要把临床检查、血液化验、生长激素激发试验、影像学检查（不限于骨龄评估）的结果结合起来，才能明确孩子身材矮小的真正原因。

"我的孩子是否应该检查生长激素？"

了解了这么多有关生长激素的基础知识，家长最为关心的下一个问题就是："我的孩子是否应该检查生长激素？"

第一，请家长一定要重视儿童保健门诊，按照时间要求规律就诊。不少家长认为儿童保健门诊就是疫苗门诊，只有在给孩子打疫苗的时候才会想到去这里。这种认识是不全面的，儿童保健门诊除了可以进行各种计划免疫之外，还可以通过体格检查和化验检查发现儿童身体上、心理上或发育上的潜在问题。除了身高问题，不少孩子的潜在髋关节问题就是在儿童保健门诊的就诊过程中筛查出来的。

儿童保健医生还会根据各项检查结果，给孩子的家长提出喂养、运动上的建议和指导，还包括进一步就诊的专业意见。如果孩子在生长发育上存在异常，通过正常的儿童保健流程，医生就可能在更早的阶段发现问题，并建议家长带孩子去相应的科室就诊检查。

第二，孩子上学以后，可能并没有太多机会去儿童保健门诊，这时，家长的作用就显得尤为重要。从整体上来说，为了追踪孩子的生长轨迹，家长应该做的就是持续而规律地给自己的孩子做好生长曲线图的描绘，至少应该包括身高生长曲线图和体重生长曲线图。当发现孩子出现生长异常的迹象时，家长就应该带孩子进一步就诊，经医生诊断之后就可能需要做与生长激素相关的化验检查。

通过分析身高生长曲线图，家长可以从孩子的实际年龄和实际身高了解到孩子身高百分位数的信息。通过简单的计算，还可以从身高生长曲线图中计算出另一个有关身高增长的重要指标，那就是孩子身高的增长速度，即每年身高增长的绝对值，如表 7-1 所示。

表7-1　不同年龄儿童最小身高增速

年龄	每年身高增长的最小绝对值（厘米）
2～4岁	5.5
4～6岁	5
6岁到青春期前	男孩：4 女孩：4.5

如果家长觉得上面的表格过于烦琐，那么我们再来简化一下。在孩子 2 岁以后到青春期快速生长期前，无论男孩还是女孩，孩子每年身高增长不应该少于 4 厘米。

4 厘米，这是一个非常关键的数字。如果处在这个年龄阶段孩子的身高增长速度低于 4 厘米／年，这就是一个非常明确的就医指征。

这里要特别指出的是，科学地测量身高和准确地记录身高，是计算生长速度最基本的前提。在门诊，我就多次见过因为家长的测量误差而造成孩子的生长速度计算错误的案例。所以家长对孩子的身高问题应该精益求精、严格管理，而绝不能敷衍了事、放任自流。

人工合成生长激素该如何使用?

目前,市面上用于治疗身材矮小的生长激素的全称是"重组人生长激素"。这里的"重组"指的是,这种药品是通过基因重组技术在实验室中工业化生产出来的,而不是从人体组织中提取出来的,这样就避免了传染性疾病传播的风险,从而提高了产品的安全性。名称中还强调了这一类产品是"人"的生长激素,也就是说这类产品的氨基酸组成序列和空间构象与人类的生长激素完全相同,它们的生物学效果也非常接近。

生长激素的不同类型

生长激素是一种蛋白质类的激素,需要进入血液循环后才能发挥其生理作用,而不能通过胃肠道吸收。生长激素如果口服,蛋白质结构会被人体的消化系统进一步分解,变成多肽类物质或者单个氨基酸,从而丧失它本来应有的生理作用。所以用于治疗的生长激素只能通过皮下注射,绝不能口服给药。

市面上常见的生长激素可以分为两种剂型：冻干粉末剂型和注射液剂型。在使用时，冻干粉剂需要家长事先用注射用水将其溶解后才能用于注射；而注射液剂型则可以直接注射，所以更为方便。还要提醒各位家长注意的是，无论哪种剂型的注射，用重组人生长激素都需要 2 ～ 8℃ 避光保存，以保证它的生物活性。虽然在运输时会用到保温袋（箱）和冰袋，但是不应该把生长激素注射剂放在冰箱的冷冻室内进行储存。

生长激素的注射时间

前文提到过，生长激素的半衰期很短，所以为了达到治疗效果，常规注射生长激素治疗需要每日给药。那么在一天 24 小时中，应该在何时进行注射呢？

当家长拿到生长激素药物的说明书时，都会看到这样一句话："在一天中选择注射的时间不同不会影响血清中生长激素的浓度。"这意味着对生长激素每日的注射时间并没有强制性的要求。不过在临床中，绝大多数医生都会建议家长在孩子晚上入睡前 1 小时进行注射。之所以这么说，其原因有三：

其一，生长激素注射到皮下组织后，依靠血液循环进入血液，通常在 3 ～ 5 小时后才能达到血液浓度的高峰值。如果在睡前 1 小时注射，由注射引起的生长激素峰值和人体自身分泌生长激素的峰值正好重叠，能更好地模拟生长激素的分泌规律。

其二，睡前 1 小时的时间相对空闲，没有更多事务需要安排，注射过程会比较从容。这一点对于上学的孩子来说可能更加重要。

其三，与其没有规定时间，不如将时间固定。就像刷牙成为睡觉前的规定动作一样，固定注射时间就不会因为遗忘而发生漏打的情况。

一般而言，注射生长激素的疗程通常需要数月到数年。这种每日注射的方式给孩子和家长的心理上也增加了不少负担。目前，市场上还有一种每周注射的生长激素，可以很大程度上缓解每日注射给全家人带来的焦虑。

这种每周注射的生长激素药品生产厂家，通过先进的生物化学技术先给生长激素分子"穿上"了一件"防护服"，这种生长激素注射进入人体后，"防护服"被逐一地"脱掉"，从而保证生长激素进入血液后能够在长时间内稳定而持续地被释放出来。除此之外，从每天打针改成每周打针，这种剂型在很大程度上提高了孩子和家长对生长激素治疗方式的适应性和依从性。

生长激素注射的剂量

每日注射生长激素的剂量是个体化的。不同孩子所处的生长时期不一样，身体对生长激素的反应不一样，所以注射的剂量也不一样。但是，在治疗的开始阶段，生长激素初始治疗剂量和孩子的体重有关。比如在治疗开始时推荐的剂量是每日、每千克体重 0.1 ~ 0.15 单位（IU），孩子的年龄越大、体重越大，所需药物的起始用量就会越大。在其后的随访过程中，儿童内分泌医生会根据孩子用药后的身高增长速度、血清 IGF-1 水平、体重变化以及是否出现不良反应等指标，定期调整药物剂量。

虽然生物重组技术已经极大地提高了人工合成生长激素的产能，降低了生长激素药物的价格，但是接受过生长激素治疗的孩子的家长都知道，由于重组人生长激素的单支价格贵、治疗时间长，所以整体上生长激素治疗的费用依然是比较昂贵的。

年龄小的孩子的生长板处于更加活跃的状态，而接近青春期的孩子的生长板可能已经出现了闭合的趋势。在给予同等千克体重生长激素剂量治疗后，年龄小的孩子具有更大的身高增长潜能。所以家长要从孩子小时候起就做好孩子的身高管理，及早发现身高增长的问题并开始治疗。如果孩子的确需要生长激素的干预，那么越早开始治疗，就可能在整体治疗费用更低的同时，产生更好的治疗效果。

生长激素的注射方式

重组人生长激素的推荐标准注射方式是"皮下注射"。很多家长第一次听到这样的专业词汇都会感到无从下手。"哪里是皮下，我打得会不会太深？我打得会不会太浅？"

绝大多数高频度自行给药的注射剂型都是皮下给药，比如常见的胰岛素注射。如图 7-2 所示，皮下组织，顾名思义指的是皮肤以下、肌肉筋膜以上相对疏松的脂肪皮下组织，而用特定的针头将药液注入皮下组织内即为皮下注射。

如果针头扎得比较浅，尖端没有到达皮下组织，只停留在皮肤

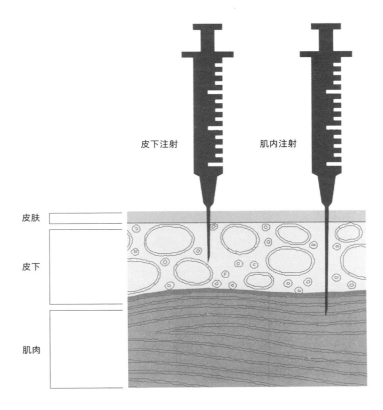

皮下注射　　　　　肌内注射

皮肤

皮下

肌肉

图7-2　皮下注射与肌内注射模式

组织内，这时推药，就被称为"皮内注射"。在做抗生素的皮肤过敏试验时，进行的就是皮内注射。进行皮内注射时，孩子会感觉到剧烈的疼痛，而且在推动注射器针栓时也会因为皮肤组织较为紧密而感觉到比较大的阻力。孩子的皮肤组织很薄，所以进行皮内注射需要特殊的技术。实际上，在绝大多数情况下，家长把注射器针头扎浅，进行皮内注射这种误操作的可能性微乎其微。

如果针头扎得深了，针头的尖端超过了筋膜层到达其下的肌肉组织，这就被称为肌内注射。根据文献报道，皮下注射或者肌内注射，这两种方式给药效果基本相近，只是人体对药物的利用率稍有差别，皮下注射稍高，约为75%，而肌内注射略低，约为60%。

相信专业人员给每一位准备在家给孩子注射生长激素的家长都进行了注射技术的培训。使用正确的注射方式、严格的皮肤消毒技术，再加上专门用于皮下注射的注射器针头，相信每一位家长都可以出色地完成"皮下注射"这一操作。

除了常规的注射器，家长或者孩子还可以使用与胰岛素注射笔一样有隐藏式针头设计的电子注射笔。在保证操作安全的前提下，电子注射笔能够使皮下注射这一过程更加简便，同时也能够减少接受注射治疗的孩子的恐惧和不适感。

注射生长激素的效果和治疗周期

希望各位家长在看完前面的内容后不会再为生长激素的注射技术而担心。不过，在治疗开始前还有三个方面的问题需要你做好思想准备。

首先，虽然经过了 60 多年的使用，生长激素显示出对"生长激素缺乏"引起的身材矮小病例的明确治疗作用,但是生长激素并不是神药，世界上也不存在神药。每个孩子身材矮小的原因不一样，骨骼发育程度不一样，对外源性生长激素的反应也不一样。因此目前的医学水平并不能对每一位孩子做出使用生长激素治疗后身高可以增加多少厘米这样确切的保证。一般认为，治疗开始后，如果孩子的身高增长速度在治疗前的基础上有每年 2 厘米以上的增加，外源性生长激素就算发挥作用了。

其次，在前文已经反复强调，生长激素注射治疗需要相对较长的治疗周期,不可能立竿见影地显现效果。每日打针、定期复查、药物运输储存等各个环节都需要家长关注，可以说是一个费时、费力、费钱的过程。如果不是由于疾病而必须使用生长激素治疗，而仅仅是出于家长想让孩子多长几厘米的简单美好愿望而使用，这时就要提醒各位家长，多了解一些背景知识，和儿童内分泌医生充分讨论一下孩子的情况，在权衡利弊后谨慎决定是否要让孩子开始生长激素注射治疗。因为除了费时、费力、费钱以外，更重要的是还有用药安全的问题。

最后，当孩子开始生长激素治疗以后，家长千万不能认为打上针就万事大吉了，就可以坐在那里等着孩子长个儿了。其实，在接受生长激素治疗的阶段，家长更需要为孩子持续监测身高、体重增长情况，进行更加严格的身高管理，为临床医生决定下一步如何调整治疗方案提供最准确、最真实的一手资料。

注射生长激素安全吗？

说到用药安全，这可能是孩子开始生长激素治疗前家长最为关心的问题。从整体上来说，注射重组人生长激素是安全的。虽然有一些不良事件发生的报告，但是发生的概率很低。

在所有接受生长激素治疗的孩子中，头疼是最常见的不良反应之一。在一项包括 27690 名 4 ~ 13 岁因为特发性生长激素缺乏而进行生长激素注射的儿童病例的调查中，头疼的发生率为 0.98%；而从开始注射到出现症状的时间，从数月到数年不等，平均为 2.2 年。此类头疼的发生可能与颅内压增高有关，往往在生长激素治疗刚开始或者剂量增加后发生。不过请家长放心，这种头疼通常是良性的，降低药物剂量或者停药后，症状就会相应缓解。

此外，与生长激素治疗相关的小概率不良反应还包括眼压增高、胰岛素敏感性下降、股骨头骨骺滑脱、脊柱侧弯程度加重等。更罕见的并发症还包括胰腺炎、暂时性男性乳腺发育、痣生长增加等。

最后，听到"重组""转基因"等词汇时，家长总会担心药物是否有诱发恶性疾病的风险。目前的医学研究结果显示，对于有单纯性生长障碍并且不伴有其他危险因素的孩子，推荐剂量的生长激素治疗并不会增加患白血病或者其他癌症的风险。这一点还请家长不要担心。

何时停止生长激素治疗？

在开始生长激素治疗后，往往可以观察到孩子的身高增长速度较治疗前会有一定程度的增长。在一项涉及 2520 名 5 岁到青春期前儿童的调查研究中发现，在使用生长激素后的第一年内，孩子年平均身高增长值较治疗前一年增加了 4.6 厘米；而且在治疗初始阶段表现出的效果越显著，就意味着在治疗后期的最终身高可能越理想。那么是不是生长激素就要一直打下去呢？

首先，骨龄或者生长板的闭合程度是非常重要的指标。当生长板已经接近闭合，此时注射生长激素促进身高增长的作用就会显得微乎其微；其次，医生会根据用药后孩子身高增长的数值、IGF–1 水平等指标，对后续生长激素的治疗剂量进行调整。一般认为当 IGF–1 处于正常水平，而孩子的身高增长速度小于每年 2.5 厘米时，就可以考虑停止生长激素治疗了。

营养品中的"精氨酸"能促进长高吗？

在市面上可以见到一些能够"促进长高"的营养品，在这其中，除了钙制品，"富含精氨酸"也常常作为一个卖点，被用于市场宣传。那么精氨酸和身高增长之间存在什么联系呢？

精氨酸是 22 种氨基酸中的一种，而氨基酸是构成蛋白质的基本结构，可以分为必需氨基酸和非必需氨基酸。必需氨基酸是指人体不能合成或者合成速度不能适应人体需要，而必须借由食物供给的氨基酸；而非必需氨基酸则不依赖外界食物，可以由人体自身合成，或者从其他氨基酸转化而来。因此，食物中所含必需氨基酸的种类、含量及其比例，可以用来判断或评价食物蛋白质营养价值的高低。

有的家长会这样想：既然需要靠外源性的营养品来补充精氨酸，精氨酸一定是必需氨基酸吧？其实，并不是这样的。

对人体而言，必需氨基酸只有八种，分别是赖氨酸、色氨酸、苯丙氨酸、甲硫氨酸、苏氨酸、异亮氨酸、亮氨酸、缬氨酸。精氨酸并不属于必需氨基酸，人体完全可以自身合成精氨酸。另外，食物来源的精氨酸也是非常容易获得的，富含精氨酸的常见食物包括各种肉类、鱼类、乳制品、巧克力、燕麦、花生、黄豆、葵花籽等。

那么，精氨酸又是如何与身高增长联系在一起的呢？这还要从前文提到的生长激素激发试验说起。除了胰岛素、可乐定，精氨酸也是一种可以进行生长激素激发试验的药物。具体操作是：在30分钟内，以0.5克/千克体重的剂量静脉点滴精氨酸。在正常情况下，给药30分钟以后就可以检测到血液中生长激素浓度显著提升了。由此看来，精氨酸的确可以"促进"生长激素的分泌，不过还需要满足下列两个条件：第一，孩子的垂体前叶分泌生长激素的分泌功能正常；第二，需要在短时间内大幅度提高血液中精氨酸的水平。

口服营养品中的精氨酸虽然可以被人体吸收，但是却很难像静脉点滴一样，在短时间内达到能够引起生长激素分泌增加的血液浓度。

知道了这其中的道理以后，是选择食物中自然来源的精氨酸，还是选择营养品中的氨基酸，各位家长是不是已经有了自己的决定呢？

有关生长激素的常见问题

生长激素分泌的三大关键时刻是什么？

生长激素是人体在自然情况下分泌的生理性激素。在生理条件下，生长激素存在三个分泌高峰，即所谓的"关键时刻"，分别是夜间睡觉时、一定强度且持续一定时间的运动后、饥饿的时候。

什么时候需要检查生长激素？

其实这是一个医生需要关注的问题。家长只需要关注孩子的身高，对孩子进行日常身高管理，及早发现孩子身高的异常情况，剩下的交给专业的医生来处理就可以了。

孩子几岁可以开始打生长激素？

注射生长激素不存在所谓的最佳年龄，当通过身高监测，发现孩子身高异常时，如果医生判定需注射生长激素，开始注射即可。但是无论是从经济成本上还是从治疗效果上来说，治疗开始得越早越好。也就是说，孩子身高异常发现得越早越好。

如何判断生长激素治疗是否有效果？

与注射前的基线生长速度相比较，生长速度有每年 2 厘米以上的提升，生长激素就算发挥作用了。

何时停止生长激素治疗？

在合理的治疗剂量下，如果孩子没有任何不良反应，每年身高的增长速度又在 2.5 厘米以下时，就应该考虑停止生长激素治疗。

生长激素有什么常见的副作用？

使用重组人生长激素治疗身材矮小在总体上是安全的，不良反应的发生率很低，相对常见的不良反应是良性头痛，这种副作用可以在停药或者减少生长激素用量后自行缓解。此外，由于生长激素会增快孩子骨骼生长发育的速度，对骨骼系统来说，可能发生的不良反应还包括股骨头骨骺滑脱和脊柱侧弯程度加重，但发生的可能性很小。

注射生长激素会让孩子发胖吗？

生长激素不是我们通常认为会导致身体发胖的激素（医学上称之为糖皮质激素），两者从分泌部位到生理作用都不一样。所以，使用生长激素不会导致孩子身体发胖。

注射生长激素会导致性早熟吗?

不会！不过对于有些治疗"偏晚"（已经有发育迹象而且骨龄偏大）的孩子，特别是女孩，在使用生长激素治疗的同时，还会加用促性腺激素释放激素类似物，来延缓性成熟并推迟生长板的闭合，为生长激素促进骨骺生长提供更大的空间。

第 **8** 章

让你的孩子从视觉上长高5厘米

· · · · ·

良好的身姿让孩子显得更高

　　身高，只是人体形态测量学上的一个参数。虽然本书用了很大的篇幅去讲述如何能够帮助孩子长得更高，但是更重要的是，在除开患有其他潜在疾病的前提下，无论孩子的身高是高还是矮，都要让孩子在自己现有身高的基础上建立充分的自信。在社交、工作过程中，一个人的自信绝对不仅来自他的身高，更容易从他日常的身姿看出来。对孩子来说，培养良好的身体姿态与长高同样重要，甚至可以帮助一个人从视觉上"长高"。

　　有两个常用来描述身体姿态的词语："抬头挺胸"与"含胸驼背"。听到这两个词，你的眼前是否仿佛出现了两个性格截然不同的孩子呢？一个积极主动、敢于迎接挑战，另一个则唯唯诺诺、畏缩不前。两个孩子即使身高相同，如果身体姿态不同，给别人的第一印象也是不同的。

　　本书的核心问题是孩子的身高。除了均衡的营养、充足的睡眠和科学的运动以外，还有另外一种方法，虽然不能改变人体实际的身高，但是可以让一个人看上去显得更高、更健康、更自信。无论是孩子还是大人，使用这个方法都有立竿见影的效果，那就是建立和保持良好的身体姿态。

如图 8-1 所示，人体的身高就好像是一条本应该被拉直的绳子，当没有了拉力，绳子中间多了几个弯曲，绳子两端的直线长度就一定会变短。必须把绳子的两端拉直，重新建立排列关系，才能恢复它本身的长度。无论是孩子还是成人，要想给别人留下不错的印象，必须时刻注意自己的身体姿态，将自己的身体"拉直"，保持身体应有的高度。

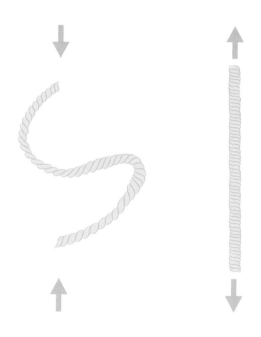

图8-1　人体的身高像一条本应该被拉直的绳子

快速判断孩子身姿的两个标准

不良身姿有很多不同的类型，涉及不同的身体部位。无关年龄和性别，大部分人身上或多或少都会存在身姿的问题。走在大街上、坐在公交车里，甚至是坐在教室里时，只要你细心观察，就会轻易地发现身边有很多人存在身姿不良的问题。有一项针对近1000名学龄儿童做的调查研究显示，有近八成的孩子存在不同程度的身姿不良问题。不妨现在就把你家的孩子叫到你的面前，看一下是否属于这80%。

家长面临的第一个问题是怎样快速判断孩子的身姿是否标准。这还要从人体的结构说起。人体外观结构有一个非常明显的特征就是左右对称。一个人的面部如果存在明显的左右不对称，我们往往不能称之为"美"。各位家长，你们有没有想过，如果一个人的身体姿态左右不对称，这是不是也可以被认为是一种"丑"呢？这就是判断身姿是否正确的第一个标准——左右对称。

但人体是一个三维的结构，除了左右（医学上称之为冠状面）的对称，还有前后（矢状面）的平衡。

用人体的脊柱来举例。从正后方看，人体的脊柱是一条位于人体正中的直线，也是左右两侧的中心对称轴。如果从侧方也就是矢状面来看，如图 8-2 所示，正常成人的脊柱却是一条曲线，从上到下，存在着四个生理弯曲，分别是向前突出的颈曲、向后突出的胸曲、向前突出的腰曲和向后突出的骶曲。虽然矢状位下的脊柱不是一条直线，但是脊柱这种前、后、前、后的弯曲，再加上肌肉、筋膜的作用，也能够达成一种前后方向的平衡状态。

大自然是一位伟大的设计师。这种包含多个曲度的设计好像一根弹簧，使脊柱能够在保证给予身体足够的支撑稳定性的同时，还能保持一定的灵活性，使我们的躯干部分可以完成前后屈伸、左右体侧屈伸以及旋转等运动。更重要的是，当我们在进行跑步、跳跃等动作时，脊柱可以发挥缓冲作用，下肢和地面接触产生的冲击力不会直接通过脊柱传导到大脑，从而使大脑、脊髓等中枢神经组织得到较好的保护。

但这些弯曲是有限度的，当脊柱的某一段生理弯曲角度变大、变小甚至反向弯曲时，脊柱整体的稳定性便会被破坏。这就是判断身姿否正确的第二个标准——前后平衡。

总结一下，判断身姿是否标准的两个标准：第一，左右对称；第二，前后平衡。有了这两个标准，我们就可以来具体地研究一些常见的身姿问题了。

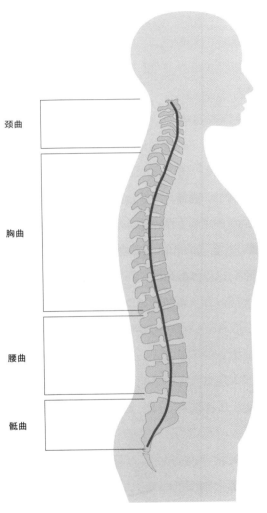

颈曲

胸曲

腰曲

骶曲

图8-2　矢状位中，人体脊柱呈现的四个生理性弯曲

常见的不良身姿问题

让我们自上而下，梳理一下常见的身体异常姿态：头向前探、含胸、驼背、耸肩或高低肩、脊柱侧弯、挺肚子、骨盆倾斜等。此外，"坐"这个日常动作中也存在不少异常坐姿，比如，歪着坐、扭转身子坐、瘫坐、坐时跷二郎腿等。

不用做更多的解释，我想每位家长都能理解这些名词或者动作的含义。那么，这些异常的姿态到底不符合上面两条标准中的哪一条呢？我们一起来分析一下。

向前探头，是一个非常常见的异常姿态。这与长时间低头伏案学习、工作，缺少体育活动，胸部肌肉与肩背部肌肉力量不平衡有关系。

如图8-3中所示，从侧方去观察有这种不良姿势的人，他们的头部、颈部向前方探出，已经偏离了人体侧方的从耳朵通过肩关节、髋关节、膝关节到踝关节的重力线，这是前后不平衡的表现。在这种情况下，人体需要通过增加胸椎的后凸来平衡头部向前探出

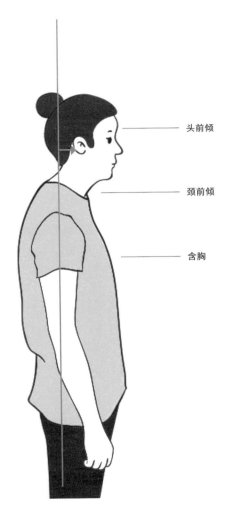

头前倾

颈前倾

含胸

图8-3 上交叉综合征

而造成的前方异常压力，从而导致我们看到的驼背。通常，向前探头会和含胸、圆肩、驼背等异常姿态共同出现，被称为"上交叉综合征"。

想象一下，这种情况下人体的颈椎会是什么情况呢？本来应该向前突出的颈椎生理弯曲将会变直，在更严重的情况下甚至变成了向后突出的曲线。此时如果去拍摄颈椎的 X 光片，我们常常可以听到"颈椎僵直""颈椎反弓"等用来描述颈椎异常排列关系的词汇。这些异常表现就是身体长时间保持这种不良姿势后逐渐形成的。

上面提到的不良身姿中，属于前后不平衡的还有驼背（胸椎过度后凸）和挺肚子站（腰椎过度前凸），剩下的高低肩属于左右不对称。而脊柱侧弯和骨盆倾斜这两种不良身姿的产生机制更为复杂，可能同时涉及坐姿时左右、前后甚至旋转维度上的不平衡状态。

造成不良身姿的原因

第一，营养缺乏或者某些疾病所致。

比如缺乏维生素 D 导致的佝偻病性驼背；神经系统、骨骼肌肉系统疾病引起的脊柱侧弯；各种先天性脊柱畸形、神经纤维瘤病、成骨不全引发的脊柱侧弯。对于这些情况，只有积极治疗原发疾病才能有效地改善这些身姿问题。

第二，有效运动时间不足。

美国心脏学会建议，6 ～ 17 岁的儿童青少年应该保证一周 7 天，每天至少 1 小时的中、高强度体育活动。但事实上，即使加上学校固定体育课的时间，不少孩子仍然达不到这一最低运动量标准。

积极地参加各种全身性有氧运动，对强化和平衡脊柱周围肌肉起着重要的作用。调查证明，在同类学校中，体育运动开展得较好的学校，发生脊柱弯曲的学生较少；而体育运动开展得差的学校，脊柱弯曲学生的检出率也会较高。

第三，不良习惯。

比如久坐、跷二郎腿、"葛优躺"。这些不良动作一旦形成习惯就会逐渐固定下来形成不良身姿，给身体健康带来更多隐患。

不少人都以为坐着的时候把腿跷起来，可以更好地休息。事实上这个动作要比你想象中复杂得多。当你把一条腿搭在另一条腿上时，随着一侧髋关节的屈曲、内收和旋转，骨盆也会随之向一侧发生倾斜，这是在脊柱靠近髋关节一侧发生的情况；而在脊柱的另一端，人体还要保持头部、肩部的水平状态。这个从倾斜到水平的过渡只能由脊柱的异常弯曲来完成。

换句话说，在跷腿的状态下，人体的脊柱一定会在左右这个方向上产生某种程度的弯曲。根据前面提出的左右对称和前后平衡两条判断身姿是否正确的标准，跷二郎腿这种能够造成左右不对称的姿势就属于不良姿势（见图 8-4）。

长时间保持这样的姿势，且不说是否会引发脊柱侧弯，仅仅是脊柱两侧的肌肉力量、肌肉张力不平衡就可能引起慢性的腰背疼痛，甚至椎间盘和腰椎小关节的退行性改变。如果健康都失去了，那还有谁会去在乎身高呢？

脊柱侧弯是儿童成长阶段中常见的一种疾病，在为孩子做脊柱侧弯检查的时候，我都会做一项与姿势有关的检测。不同于 X 光拍片，这项耗时不到 2 分钟的检查不会给孩子带来任何的伤害或不适，也不会给家长增加任何费用。这项检查最重要的意义是提醒家长随时关注孩子的身体姿态。

首先，让孩子放松地站在家长面前。此时一定要让孩子放松，否

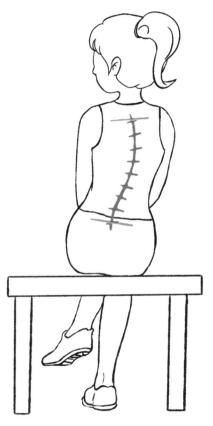

图8-4 跷二郎腿时脊柱的左右不对称现象（右腿搭在左腿上）

则，过度紧张的肌肉和特意"凹"出来的姿势会影响最后的检查结果。先让孩子双手叉腰，四指向前，拇指向后，用双手的虎口部位去感受骨盆两侧的最高点（髂嵴），调整站立的姿势使两侧髂嵴处于同一水平。这时，让孩子把胳膊放在身体两侧，闭上眼睛去调整自己双肩的高度，凭借自身的感觉使双肩"保持水平"并维持在这个姿势。当孩子完成了上述动作就可以让家长检查了。身姿有问题的孩子，由于习惯了相对"歪斜"的姿势，在没有视觉辅助的情况下，自认为的平衡感觉和身体的实际姿态可能存在很大差异。家长就可能会在孩子自认为双肩"平衡"的状态下，发现孩子实际的姿态表现为"一肩高，一肩低"。

　　肌肉是维持姿势的重要因素，也就是我们常说的"肌肉是有记忆的"。长时间的不良姿势改变了孩子潜意识中对平衡状态的判断，是造成这一现象的主要原因。而这一点正是需要家长帮助孩子去修正的，甚至许多家长身上也存在着同样的问题，需要与孩子一同修正。感兴趣的家长不妨对着镜子自己检查一下自己的身体，看一看你自己身上是否也存在着同样的问题。

　　前文提到久坐也是一种不良习惯，你是否认同这一观点呢？事实上，人的身体结构并不适合坐这个动作。除了身姿，久坐还会对儿童和成人的健康产生更广泛的负面影响，比如说由于缺少运动引起的代谢异常，身体肥胖、糖尿病、动脉硬化，颈椎、腰椎的提早退变，等等。传统中医理论中就有"久坐伤肉"这样的说法，世界卫生组织也早已将久坐列为人类的十大致死、致病元凶之一。

孩子本来并没有成人坐的时间长，但是在现代生活方式下，本应跑跑跳跳的孩子却被许多电子设备"捆绑"在椅子上。再加上孩子的脊柱相对柔软、脊旁肌肉力量弱，难以长时间维持正确的坐姿，一旦在儿童时期建立了不良姿势的习惯，就会影响到成人后的身姿。所以，在帮助孩子建立正确的坐姿的同时，更要帮助他们建立"久坐伤身"的理念，除了在必须坐的时候用正确的坐姿坐好，在其他场合，能动就要动起来，尽量减少久坐的状态。

但在某些场合，孩子却"不得不坐"。说到孩子必须坐的场景，第一个想到的就是孩子学习的时候。为了减少在学习时久坐给孩子健康带来的影响，家长在家里要给孩子准备一套适合孩子身高的学习桌椅。有的家长会想，反正孩子要长个子，买一套高一点儿的，能多用几年，恨不得盼着能从小学用到高中。这种想法是错误的。很多孩子的驼背、脊柱左右偏斜或者视力问题，就是在高矮不合适的学习桌椅上逐渐形成的。还有的家长有"先见之明"，花大价钱买了可以调节高度的桌椅，可是买回来一次安装成功后，就完全忽视了桌椅高度可以调节这回事，这样就完全丧失了这套桌椅真正的意义，还不如随着孩子身高的增长多买几套便宜但是符合孩子身高需要的桌椅。

在这里还必须要指出的是，孩子总是会有意无意地模仿身边大人的行动坐卧等一切行为，所以当你发现孩子身上有一些不良习惯和不良身姿的时候，应该先在自己身上找一找有没有同样的问题。只有家长自己做好表率作用，孩子的问题才能得到更好的解决。

做到这三点，让孩子轻松"长高"5厘米

良好的身姿可以帮助一个人从视觉上"长高"5厘米。但在日常生活中，孩子和成人都有可能或多或少地存在一些身姿问题，而成人的异常姿势往往都是由儿童时期的不良习惯逐渐固定下来而形成的。从这个意义上说，儿童的身姿问题更值得重视。人体有各种身体姿态，站、坐、走、躺等，涉及日常生活中的方方面面。帮助孩子建立一个良好的身姿没有所谓的窍门或者捷径，只能从生活中的点点滴滴做起。希望各位家长能记住以下三点。

站有站相，坐有坐相

大多数孩子在一岁前后就逐渐学会站立、行走了。这是在孩子发育过程中具有里程碑意义的一件事。能够独自站立、行走就为孩子进一步探索外面世界提供了可能。让我们回想一下，当看到自己的孩子能够站起来，迈出第一步的时候，作为父母的我们有多高兴呀！可是上文说了这么多姿势的问题，孩子到底应该怎

么站、怎么坐呢?

站有站相

先来说站姿。这时要从不同方向考察身体的"三横两竖",也就是三条横线、两条竖线(见图8-5)。

当我们从前面看孩子时,有三条横线。这三条横线指的是:头部双眼或者双耳的连线,两侧肩膀的连线,以及两侧骨盆侧方最高点的连线。这三条横线应该平行于地面。

说完"三横"还有"两竖",分别要从孩子的后背和侧方去观察。

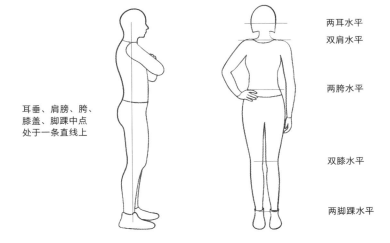

耳垂、肩膀、胯、
膝盖、脚踝中点
处于一条直线上

两耳水平
双肩水平

两胯水平

双膝水平

两脚踝水平

图8-5　正确的站立姿势

第一条竖线是指，从孩子的后背观察上半身的头部、颈部和整条脊柱的连线是否位于身体正中，形成一条垂直于地面的直线。

另一条竖线，要从身体的侧面来看，左侧或者右侧并不重要，这里也有一条人体侧面的中线。在正常情况下，从侧面可以看到的耳洞、耳垂、肩关节中心、髋关节中心、膝关节中心以及踝关节中心都分布在这条直线上。前文提到过的"上交叉综合征"，就是头、颈向前探出的时候，耳洞点、耳垂点会明显地向前偏离这条直线。

从侧方观察孩子的站姿时，家长还要注意腰椎的部分。正常情况下，腰椎呈现为一条向前突出 30° ~ 60° 的曲线。这里我为大家提供一个自测的方法：让孩子后背靠墙面站好，脚跟、臀部、背部紧贴墙面。此时，家长可以把手伸进孩子腰部和墙面之间的空隙，如果空隙约为一个手掌的厚度时，就说明腰椎前凸的曲度正常；如果空隙大于一个手掌的厚度，甚至手掌朝天也可以插进这个空隙时，就说明孩子腰椎向前突出的曲度太大了。在后一种情况下，孩子的骨盆也往往会因为腰椎的问题发生向前倾斜（撅屁股）的问题。由于这个额外增加的脊柱曲度，孩子的身高会降低 1 ~ 2 厘米，长此以往，还会引发慢性的腰背疼痛。

从侧方观察孩子站姿的时候，还应该注意观察膝关节。正常情况下，膝关节完全伸直时，大腿、小腿应在一条直线上。我们可以看到身边有不少孩子的膝关节会出现"过伸"的情况。也就是说，在膝关节完全伸直的基础上，小腿还能够继续进一步向前伸出，使整个下肢从侧方看上去呈现为一条向后突出的弧线。这种情况往往和孩子膝关节的松弛程度有关，不是每一个孩子都能够做到的。但是无论是从站姿考虑，还是从科学运动考虑，都应该让孩子避免长时间锁定在如图 8-6 所示的"过伸"站立姿势，同时加强膝关节周围肌肉的力量练习。

无论是膝关节、踝关节还是肘关节，过度松弛的关节在运动过程中更容易发生损伤；同时，超过生理范围的关节活动区间也可能给关节带来额外的磨损。针对这一现象，只能通过加强关节周围肌

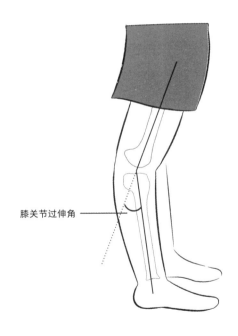

膝关节过伸角

图8-6　膝关节过伸

肉力量为松弛的关节提供额外的"动态"稳定性。

不得不说，长时间站立并不是一件轻松的事情。所以有人"发明"了一个让人可以在站立过程中双腿轮流休息的动作——"稍息"。让我们一起回想一下，在军训的时候这个动作是怎么完成的。

在立正站立基础上，左脚沿脚尖方向伸出约全脚的三分之二，两腿自然伸直，上体保持立正姿势。此时，身体重心大部分落于右脚。而为了完成这一动作，骨盆就需要向左侧轻度倾斜，形成右高左低的状态。这符合上面提到的好姿势的"左右对称"的标准吗？显然，这不是一个标准的姿势。如果说左脚只伸出全脚的三分之二，只会造成轻度的不对称而不必太过担忧的话，那么请你看看身边的人，有多少人把全脚的三分之二变成了全脚或者更远的距离，又有多少人把只是"稍微休息"的"稍息"变成了常规动作？那就是值得警惕的不良姿势了。

坐有坐相

说完站姿，我们再来说如何坐。

如图 8-7 所示，在坐的时候，我们应该尽量让孩子的坐姿保持"三个垂直"。分别是小腿和地面垂直，大腿和小腿垂直，以及大腿和上身垂直。

首先，孩子的双脚应该完全平放在地面上，任何双脚、小腿的交叉和脚尖、脚掌仅外侧放在地面上的动作都是错误的。同时，孩子的屁股应该尽量往后坐，把椅面坐满，而大腿保持和地面平行的状态。因为如果只坐在椅子前面的一小部分，为了维持上身的直立

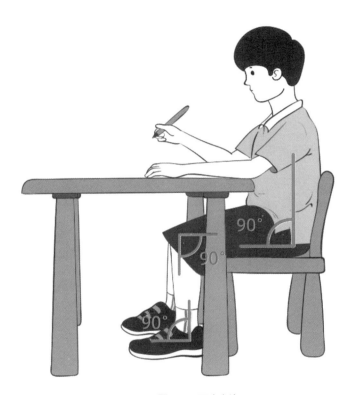

图8-7　正确坐姿

状态，孩子的身体就会不自主地出现"骨盆前倾"的现象，长此以往，将养成不良的坐姿习惯，导致正常的人体曲线被破坏，甚至出现骨盆疼痛的症状。

下一步，就要考虑椅子的高度了。当椅子过高，双脚不能着地时，应当在脚下放置物品给双脚提供支持；当椅子过矮，双脚放到地面以后大腿不能和地面保持平行时，就要想办法把椅子调高或者垫高。坐好以后，孩子的背部要靠在椅背上，保持前胸和桌子一拳的距离。还可以在腰背部位放置一个腰垫或者小枕头支持正常的腰椎前凸。这样就算坐好了。

还有一个简单的办法，可以帮助家长检查孩子的坐姿是否正确。当孩子坐好以后，家长可以从背后把双手放到孩子的双肩上，轻柔地向下用力按压。如果你能感到孩子的后背是稳定的，按不下去，这说明孩子的脊柱受到了足够的支撑；如果施力以后，感觉孩子的后背能被按弯下去，这时孩子的坐姿就一定有问题，需要赶快调整一下了。

当孩子坐好以后，我们再来说桌子的高度。无论是读书、写字还是看电脑，从人体工程力学角度分析，生活中很多人常用的桌面高度对自己来说都是偏高的。

让坐好的孩子双肩放松，双臂自然下垂，前臂屈曲和上臂保持90°。这时，如果前臂刚好和桌面处在同一水平面上，那就是推荐的桌面高度了。各位家长不妨试一下，看一看自己为孩子准备的桌椅是否符合标准。

合理安排时间，平衡课业学习与体育活动

不良的身姿和长时间保持某一姿势有非常密切的联系。比如上文提到的人人都离不开"坐"这个动作，不过人坐得多了，成了"久坐"后，维持正常姿势的肌肉就会因为得不到锻炼而变得越来越松弛，同时坐的姿势也会变得越来越懈怠。这样，就会形成一个恶性循环，人会越来越离不开支持身体的椅子。一个习惯了半躺半坐的人又怎么能够挺胸抬头地站立呢？

所以即使孩子需要面对繁重的课业负担，各位家长还是要帮助孩子合理分配时间，在课间休息时进行一些体育活动。通过多种形式的全身性有氧运动和腰背部核心肌肉训练，改善背肌、腹肌力量不够的问题，对于保证孩子正常的身姿是非常重要的。

腰背部肌肉力量缺乏在现在的孩子中是一个相对常见的现象。在门诊时，我经常可以看到三四岁的小朋友腆着个小肚子就走进了诊室。家长可千万别认为这是因为孩子吃得太多，形成了类似成人的"啤酒肚"。其实，这是一种腹部肌肉力量不足，引起腰椎过度前凸的表现。家长可以根据孩子的年龄，采用爬行、造桥、靠墙站、游泳等形式的运动，来锻炼孩子腰腹部的核心肌肉，避免出现"小肚子"。

我为各位家长推荐一项简便易行、不需要借助任何工具、在家里就可以完成的、有助于改善身姿的体育运动。这项运动，既可以帮助孩子锻炼维持良好姿势所需的肌肉，同时又是检查和评估这些

肌肉力量的一个方法。这项运动就是——"小推车"。

具体操作方法如下：孩子俯卧在地板上，家长用双手握住孩子的踝关节（脚脖子），让孩子用双手撑地后，把整个身体挺起来，向前、向后在地板上"行走"。每次可以持续 3 ~ 5 分钟，每天 1 ~ 2 次。这是一项很有趣味的亲子运动，很多家长在小时候可能都玩过这个游戏。

其实，这一动作很类似于成人的平板支撑或者腹桥动作，只不过减少了些难度，同时增加了趣味性。家长要观察的重点不是孩子能否把上身支撑起来，而是孩子能否让腰背部保持"平板"的状态标准地完成动作，以及能够坚持多长时间。

如图 8-8 所示，不经常锻炼的孩子他们的腰背部更容易向下（地面方向）塌，使肚子接近地面，或者只能维持十几秒钟的时间。如

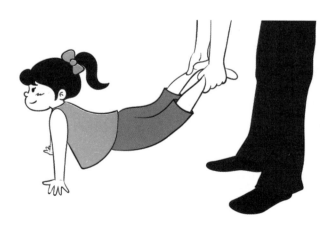

图8-8　儿童趣味游戏之"小推车"

果是这样的情况，家长就应该进一步降低这个练习的难度，将把着孩子的手从脚脖子向前移动到大腿的位置。此时，力臂缩短了，孩子能够更容易地完成标准动作。每天进行"小推车"练习的时间也可以从每次 1 ～ 2 分钟开始，用 3 ～ 4 周的时间逐渐增加到每次 3 ～ 5 分钟。

　　家长还可以对"小推车"做一些变化，增加孩子练习的兴趣。如果家里的空间比较大，家长可以让孩子趴在高度合适的瑜伽球上，双手扶着地面做前后左右的移动；又或者让大一些的孩子躺在地面上，肚子朝向天花板，弯起小腿，两只手和单脚着地，将身子撑起，做各个方向的"行走"，这也叫作"螃蟹爬"（见图 8-9）。

　　从不同的运动中，孩子和家长都能找到不同的乐趣，在游戏的同时，锻炼了孩子腰背部肌肉的力量。

　　根据我的经验，如果能够每天坚持这些运动游戏的话，家长可以在 6 ～ 8 周后看到孩子的动作变得越来越标准，保持的时间也越来越长。这就意味着他们的肌肉力量和腰背部的稳定性有了显著的提高，姿势的改善就指日可待了。

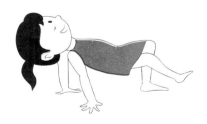

图8-9　儿童趣味游戏之"螃蟹爬"

保持合理的体重

体重和身高一样，都是监测儿童生长发育的重要指标，体重过大或者过小都意味着孩子的健康情况可能存在异常，同时也会影响孩子正常的身体发育。相对于身高，体重会更敏感地反映出孩子的喂养情况和营养状况。在当今社会，儿童肥胖问题受到越来越多的关注。我国第四次"营养健康调查报告"显示，全国 6 ～ 17 岁儿童青少年肥胖率在过去的 10 年内增长了 2 倍，人数达到 5300 万。在这个数字背后，隐藏更多的是与体重相关的儿童高血压、儿童糖尿病等代谢性疾病风险的提高和发病人数的增加。

对身高来说，虽然体形偏瘦一些的人看上去显得更高，但是对处在生长发育期的青少年儿童而言，低于正常水平的体重往往都和喂养不当、营养不良相关。没有足够的营养又怎么能为身体，包括身高的生长提供足够的原材料呢？

那些超重或者肥胖的孩子，虽然有"身大力不亏"的说法，但是他们维持身体姿态的肌肉力量通常没有和体重同步发展，所以更容易疲劳，更难维持标准的姿势。此外，除了饮食因素以外，孩子超重或者肥胖还可能与运动过少有关。而运动量不足本身就是造成孩子不良姿势的原因之一。

除了身姿以外，过重的体重还会影响到孩子包括骨骼肌肉系统、心血管系统、内分泌系统在内的多个器官系统的健康。在儿童骨科疾病中，有两种常见的疾病和肥胖有关：一种是发生在青春期早期的股骨头骨骺滑脱症，这是一种主要发生在体重较大的孩子身上的髋关节疾病；另一种就是"X形腿"和"O形腿"，医学上分别称为膝外翻和膝内翻。这些疾病都有可能给孩子正常的生长发育带来干扰。

此外，肥胖的儿童和青少年，特别是女孩，还有可能会出现骨龄提前的现象。体脂含量达到一定水平是女孩青春期开始可能的原因之一，超重的女孩更有可能出现性早熟。虽然性早熟的孩子在一段时间内可以看到身高增长的加速过程，但是此时他们的骨龄发展也会加速，逐渐超过他们的生理年龄。而骨骼一旦发育成熟，孩子的身高也就相对稳定了，不会再出现大的增长，在身高这一方面就可能会渐渐被同龄的孩子甩在身后。

所以，关于体重的问题，无论是过瘦还是过胖，无论是从身姿的角度，还是身高的角度，或是从健康的角度，家长都应该给予充分的重视。

三个小建议，让孩子远离身姿问题

不建议孩子过早接触电子产品

不知从何时开始，智能手机、平板电脑等电子产品成了"哄娃神器"。本来应该去外面探索大千世界的孩子，却对电子产品里五颜六色的世界产生了更大的兴趣。本来应该练习抬头、走路、跑跑跳跳的日子，却变成了蜷坐在沙发上低着头，安静地滑动手指的时间。

先不说这些电子设备对眼睛的视觉发育和社交能力发展的影响，这种使用习惯和使用姿势是非常不利于孩子身体的发育和运动能力的发展的。

对于大一些的孩子，如果不能完全避免使用这些电子设备，就应该将孩子每天面对屏幕的时间控制在 1 ～ 2 小时，以免孩子早早就加入低头族的行列。

家长要为孩子选择合适的床垫和枕头

孩子床垫的硬度最好是像在木板床上铺了一床棉被的感觉，甚至宁可偏硬一些而不能偏软。过软的床垫，不能为孩子柔软而未定型的脊柱提供足够的支撑，如果孩子长时间习惯同一睡姿就会造成一系列的脊柱和身体姿态的问题；而如果床垫太硬的话，就会造成孩子与床面接触部位的压力太大，引发孩子的不适感，影响正常睡眠。

有关孩子枕头高度的选择，家长需要记住两个原则，见图8-10。

当孩子平躺的时候，颈部下方应该有所支撑，保持颈椎的生理前凸。

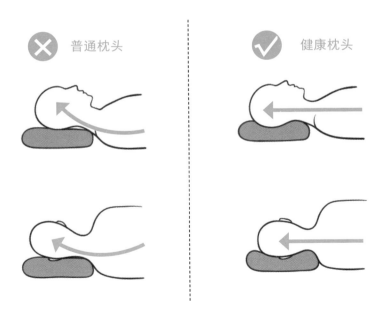

图8-10　不同枕头在平卧位和侧卧位给予颈椎不同的支撑

当孩子侧卧的时候，头部、颈部和整个脊柱应该保持一条直线。做到了这两点，你就帮孩子找到了一个合适的枕头。

家长要定期地检查孩子的各种不良姿势，并适时提醒

在我的门诊曾经接诊过这样一对母女，12 岁的孩子由于患有相对严重的脊柱侧弯来北京寻求非手术的治疗方式。

我非常清楚地记得，当我向孩子的妈妈提出第一个问题以后，整个诊室的气氛瞬间冷了下来。

我的问题是："孩子这种情况发现多长时间了？"

大约有半分钟，我没有等到任何回答。

当我抬头看向孩子妈妈的时候才发现，这位妈妈的眼泪已经掉了下来，她回答道："两周。"

什么？两周！形成 45° 的脊柱侧弯，怎么也需要几年的时间，这位妈妈居然刚刚发现两周！如果能够早一点儿发现，如果能够早一点儿带孩子来看病……

一大堆话就要出口，却被我生生咽了回去。因为从这位妈妈的眼泪里我已经看到了答案。

孩子毕竟只是孩子，他们还不能够完全依靠自己的能力去处理生活中的所有事情，有些事情甚至连家长也不能完全掌控。但是，在任何情况下家长都有提醒和监督孩子的义务。

当孩子跷着二郎腿看电视的时候、当孩子歪靠在课桌前写作业的时候、当孩子斜倚在墙边和你说话的时候，给予一句恰当的提醒

是家长的责任。

这里还要特别指出，这一句提醒不应该包含任何指责和埋怨孩子的口气。因为如果真的去探究孩子形成不良身姿的根本原因，往往都能从与孩子每日接触最多的家长身上找到蛛丝马迹。

有关背背佳等矫正带的使用

说到纠正不良身姿，总有家长会问："可不可以让孩子使用背背佳这些矫正工具呢？"

我认为，和背背佳类似的这些工具在帮助孩子保持良好姿势上的确能起到一定的作用，毕竟穿上背背佳马上就可以看到孩子的小腰板挺直了。但是这种作用是外在的、暂时的，孩子的身体是被"强迫"处于标准的姿势的。这种"强迫身姿"和孩子主动地通过肌肉训练去建立一个良好身姿有着本质的不同。

此外，就像打石膏以后肢体的肌肉会萎缩一样，如果身姿长时间依靠器具来维持，孩子自身腰腹背部的核心肌肉就会变得更加薄弱。从长远来说，这种矫正带对于纠正孩子不良身姿的作用是有限的。

而且这类外用工具并不具备治疗作用，如果孩子真的出现了脊柱的问题，比如说脊柱左右不对称，甚至脊柱侧弯，最好的解决办法是尽早去寻求专业医务人员的帮助。

不过，这些矫正工具至少可以起到一定的提醒作用，让孩子开始关注自己的身姿问题。我建议，孩子的身姿如果需要矫正，家长可以在短时间内偶尔给孩子使用这些产品，但是一定要同时结合科学的肌肉训练，才能起到纠正身姿的效果。

巧选书包，让孩子不再驼背弯腰

选择合适的书包对于学龄儿童建立标准身姿十分重要。书包的类型、尺寸、重量、背法等都会对孩子的身姿产生影响，如果没能选择合适的书包或者没能采用正确的使用方法，长此以往，孩子很可能出现驼背、高低肩、圆肩等身姿问题。在这里我给家长提供选书包和背书包的五个标准：

1. 推荐使用双肩背包，不要用单肩的书包或者把双肩背包当作单肩包来使用，以免长时间使用某一侧肩膀而造成双肩高低不同。

2. 对背包整体的宽度也有一定的要求，具体来说，当孩子背上书包，双臂向上举起时，家长从正前方不应该看到书包的边缘。

3. 书包的重量最好不要超过孩子体重的八分之一。举个例子，对体重大约为 30 千克的小学生来说，书包最好不要超过 3.75 千克。

4. 书包的底部应位于孩子的腰线（肚脐水平）以下 3 ～ 5 厘米处，以降低背包的重心。在一定程度上，书包的重心越低，对孩子姿势的影响越小。同时，除背带外，还可以使用书包的"腰带"将书包尽量靠近孩子的后背并保持稳定。这样，可以让书包的重心更加贴近人体自然状态下的重心，以避免孩子背上书包后为了克服书包的重量而出现驼背现象。

5. 可以把双肩背包背在身体前方，这时双肩必须向后展开以避免书包滑落，对于圆肩这种不良姿势有一些纠正作用。

孩子就像一张白纸，他们的姿势和行为很大程度上都是建立在模仿家长的基础上的。所以说，如果你真的关心孩子的身高、姿势，关心孩子的健康，那么就从自身做起，为孩子树立一个好的榜样吧。

第 **9** 章

有关身高的常见问题

• • • • •

身高问题不能等，错过治疗时机悔终生

身高既是一个人的外在形象，又是一个人在生长发育过程中重要的医学监测指标之一。就像我们测量血压一样，当发现血压超出可接受的正常范围时，医生就一定会寻找血压异常的原因，并且针对原因开始相应的治疗。无论血压高还是血压低都会给人体带来相应的不良症状，比如头疼、头晕、无力等，而不同于血压异常的是，身高问题本身可能并不会给人体带来任何"躯体不适"的症状。因此，如果没有科学的方法，孩子的身高问题很容易被家长忽视，直到自己的孩子和其他孩子的身高有了较大差异的时候家长才会发现问题。另外，"有苗不愁长，反正都会长，再等一等"也是家长中常见的一种想法。有不少孩子也因为这种"等"而错过了身高问题最好的治疗时机。

从大的方面说，遗传因素对孩子的身高起着重要的决定作用，家长似乎可以以此为理由"偷个懒"，任孩子自然生长，但请不要忘了，环境因素是决定孩子身高的另一关键因素，同时也是孩子突破

遗传身高，达到更高的目标身高的重要助力。因此从实际日常生活方面看，如果要想让孩子达到相对满意的身高，家长就需要留意孩子在生活中吃、喝、睡、站、坐、跳等点点滴滴。

在本书最后一个章节，我特地摘选出一些家长关心的常见问题，希望能够解答各位家长有关孩子身高的种种疑问。

别让骨折耽误骨头生长

我们已经知道，儿童身高增长的物质基础是位于长骨两端的特殊结构——生长板的不断增长。除了性早熟会造成生长板提前闭合，生长板本身也可能发生异常情况，从而影响骨骼的生长。其中最常见的就是外伤导致的生长板／骨骺损伤，这是小儿骨科特有的一种骨折类型。严重的骨骺损伤可能使骨骼受累部分的生长板发生全部或部分的提前闭合，影响骨骼的正常生长。而发生在下肢骨骼的骨骺损伤就有可能会影响到孩子的腿形、步态，在某种程度上甚至会影响到孩子成年后的身高。

骨骺损伤占所有儿童骨折病例的15%～30%。随着年龄的增长，体重、力量和活动能力的增强，孩子骨骺损伤的发生率呈现上升的趋势，在青春期达到高峰；其中，男孩比女孩受伤的可能性更高。

儿童为什么容易发生骨骺损伤？

或许大家都听说过"韧带损伤"这一个诊断。比如说，崴脚后脚踝疼痛不已，去拍 X 光片却没有发现任何骨折的情况，这时很有可能发生的是踝关节周围的韧带损伤。我们想一想，有没有听说过关节扭伤的儿童身上发生了韧带损伤呢？这种情况是比较少的，通常是骨骺——也就是生长板受损。让我来告诉你原因。

韧带是生长在关节附近具有高强度的纤维结缔组织，在保证关节有正常活动范围的同时，为关节提供足够的稳定性。韧带损伤的发生过程，通常是关节活动超越了生理活动范围，韧带首先受到牵拉，当这种损伤因素持续存在，能量超出韧带组织的可承受范围时，韧带就会发生不同程度的损伤，从部分损伤到完全撕裂。

但是儿童的骨骼存在生长板这样一种特殊结构，生长板也恰巧位于关节附近。但是生长板的生物力学强度要低于周围的骨质，甚至低于关节周围的韧带组织，也就是说比韧带更容易受伤。可以说，生长板是儿童骨骼一个非常突出的薄弱环节。所以，在经受同样的外力，同样发生关节扭伤的情况下，儿童的骨骼第一个受到损伤的更可能是生长板，而不是韧带。

骨骺损伤的类型

根据生长板损伤的严重程度，骨骺损伤可以分为五种不同的类型，也被称为骨骺损伤 Salter-Harris（SH）分型，见图 9-1。

SH-Ⅰ型骨骺损伤：骨骺从干骺端完全分离，而无骨折。这种损伤最为轻微，由于骨骺中的软骨细胞依然保留在骨骺上，所以预后良好，极少留有后遗症。

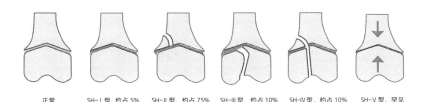

图9-1　儿童骨骺损伤的SH分型

SH-Ⅱ型骨骺损伤：在Ⅰ型骨折的基础上，骨折线向骺端延伸，使干骺端形成一个三角形的骨折块。

SH-Ⅲ型骨骺损伤：骨折线从关节面扩展到骺板，并一直延伸到骨的边缘。

SH-Ⅳ型骨骺损伤：骨折线从关节面穿透骨质、骺板到达干骺端，使干骺端也发生骨折。造成这种骨折的暴力较大，往往骨和软骨的血液供应都受到影响。如果不能准确地复位和充分地愈合，骨骼的发育通常会受到影响。

SH-Ⅴ型骨骺损伤：在骨骺的一部分区域内受到极大的挤压力量，造成骨骺的严重挤压。Ⅴ型骨骺损伤是最严重的骨骺损伤类型，骺板中的软骨细胞受到严重的、不可逆的损伤，势必会影响受累骨骼的生长发育。

骨骺损伤的后果

对儿童骨骼而言，SH-Ⅲ到SH-Ⅴ型的骨骺损伤是相对严重的损伤。在这三种情况下，生长板内的部分或者全部软骨细胞受到了不可逆的损伤，从而导致部分或者全部的生长板提前闭合。上文已经提到，生长板是骨骼生长的物质基础，当生长板提前闭合后，意味着受累骨的这一部分完全丧失了继续生长的可能——当然，部分骨头的另外一端可以发生部分补偿性生长。而生长板未受损伤的部分还会正常生长，这种生长的不平衡就会造成两侧肢体长度不等，或者附近关节发生成角畸形。比如大腿骨（股骨）下端内侧遭受严重的骨骺损伤后，如果没有经过有效的治疗就有可能引发"O形腿"（膝内翻）。

给家长的几点提示

骨骺损伤是儿童特有的一种骨折类型。从上面的介绍中大家可以了解到，双侧下肢同时受伤的极端情况会影响孩子整体的身高，除此之外，下肢骨骺损伤的最大危害是造成双下肢不等长或者单侧肢体力线异常。有关骨骺损伤，我给各位家长几点提示。

第一，骨骺是一种软骨组织。由于没有钙质的沉积，所以使用X光或者CT检查都无法对软骨组织进行显影，只有通过核磁共振的技术才能"看"到软骨的结构，检查孩子的骨骺情况。当然，临床检查也是非常重要的手段，当孩子的关节附近有明确的外伤史，在检查时发现有位于关节周围骨骺处固定的疼痛、围绕骨骺一周的环形压痛等表现时，就要想到可能发生了骨骺损伤。

第二，骨骺损伤需要更长的治疗时间。比如下肢轻度的骨骺损伤，仅需要 3～4 周的石膏固定就能基本恢复，然而为了骨骺组织能够得到更好的修复，通常推荐孩子在受伤 6 周以后再开始负重站立、行走练习。

　　第三，骨骺损伤后骨骺的生长能力是否受到影响，并不会在伤后短时间内立刻表现出来。所以，发生骨骺损伤的孩子应该在伤后 2 年甚至更长时间内坚持定期随访和 X 光检查，以便及时发现任何可能出现的并发症。对于严重的损伤，有时甚至需要随访到青春期骨骼成熟以后。

生病会影响孩子长高吗?

除了本书前文中提到的可以直接影响孩子身高的疾病之外，如生长激素缺乏、甲状腺功能低下、特纳综合征等，这里说的"生病"主要包含两种情况，分别是急性疾病和慢性疾病。

急性疾病

急性疾病的特点是起病急、病程短、恢复快。生病时，孩子总会难受几天，但是一般不会对孩子的身高发育产生影响。但在这种情况下，各位家长需要注意各种药物对孩子骨骼肌肉系统可能产生的影响。

各种类型的细菌感染是儿童常见的急性疾病形式，治疗细菌感染经常会用到抗生素。有一类常用的抗生素被称为"喹诺酮类"抗生素，这一类抗生素有一个共同的特点，它们的名字都是以"沙星"两个字结尾，比如氧氟沙星。在动物试验中发现，这类药物可以导致多种幼龄动物发生关节软骨病变，因此《中华人民共和国药典（化学药和生物制品卷）临床用药须知》（2015 版）中明确指出，18 岁以下的患者应避免使用喹诺酮类药物。虽然在儿科临床中对这一条依然存在一些争议，但是本书并非写给专业医务人员，只是想给各位关心孩子身高问题的家长提个醒：当医生给你的孩子开的处方上有"××沙星"的时候，请你最好再和医生或者药师去讨论一下使用这种喹诺酮类抗生素的利与弊。

慢性疾病

说了急性疾病，再来说慢性疾病。虽然慢性疾病没有急性疾病那样来势汹汹，但是任何一个器官、系统功能的异常，经过长时间累积，都会影响到孩子的生长发育过程，哪怕是我们最常见的、也可能最不当回事的"过敏"。

过敏是现代社会中人体的一种非常常见的病症，主要可能影响孩子的三大系统：消化系统、皮肤系统、呼吸系统。

先来说消化系统可能受到的影响。儿童对于食物的慢性过敏反应并不少见。因为蛋白质是最为常见的致敏物质之一，所以能引起过敏反应的食物的蛋白质含量都比较高，比如牛奶、鸡蛋、花生、虾、螃蟹、豆类、坚果、海产品等。此外，面粉制品、水果蔬菜中的荔枝、杧果、茄子等也是生活中常见的比较容易引起过敏的食物。消化系统发生食物的慢性过敏时，孩子会出现腹痛、呕吐、腹泻、稀水便、黏液便等消化不良的症状。肠道发生过敏反应时，孩子的小肠、大肠对食物中各种营养物质的吸收能力都会大打折扣。缺少了

"建筑材料"，又何谈生长发育呢？

再来说皮肤系统和呼吸系统可能受到的影响。很多孩子都出现过皮肤过敏的症状，如荨麻疹、湿疹和最为常见的皮肤瘙痒；而呼吸道的过敏症状则包括鼻痒、鼻塞、打喷嚏、流鼻涕、喘息、憋气等。这些症状看似和生长发育没有直接联系，其实不然。呼吸道和皮肤的过敏症状往往在晚上的时候更为严重，这就会打乱孩子正常的睡眠节律，而生长激素分泌高峰的出现又和睡眠有着十分密切的关系（详见本书第 4 章），所以当孩子夜间正常的睡眠不能得到保证的时候，夜间生长激素的分泌量也势必会受到影响，孩子的生长发育，尤其是长高，又怎能不受影响？

另外，在呼吸道发生过敏，包括哮喘的情况下，由于呼吸道的阻力增加，孩子需要使用更多的能量去完成呼吸这样一个维持生命的必需动作，也就增加了孩子每天、每时卡路里的消耗量。如果营养物质的摄入量少于孩子的消耗量，长此以往，就可能造成孩子身高、体重等生长发育指标的异常。

体质差，爱生病

看到这里，有些家长会问："我家的孩子既没有急性疾病，又没有什么慢性疾病，就是平时体质比较差，只要天气有变化或者换季，就容易感冒发烧、流鼻涕，这样会不会对身高增长产生影响呢？"

我给你的建议是：均衡的饮食、充足的睡眠和科学的运动是健康的三大基石，也是家长应当关注且做好的三个方面。你有没有发现,这和影响身高的三种环境因素完全契合？在家长对孩子的这"三件大事"给予足够关注后，孩子的体质可以逐步改善，非特异性的免疫力也会随之提高，爱生病的状态自然而然地就会发生改变。对家长和孩子而言，健康才是排在第一位的。没有了健康，单纯追求孩子的身高无异于无源之水、无本之木。

孩子已经 14 岁了，身高不理想，还有救吗？

无论是男孩还是女孩，对绝大多数孩子而言，14 岁基本上都已经来到了青春期的中晚阶段。家长在孩子已经 14 岁的时候，才发现孩子身高不理想的现实，是一件尴尬的事情，特别是在阅读完本书以后。不过既然发现了，这时家长还是可以去做一些补救工作。

第一，使用前文提到的公式，根据孩子父母两人的身高，计算出孩子的遗传目标身高。无论孩子遗传身高的计算结果与自己心中的预期身高关系如何，都要和孩子一起坦然地接受这一结果，而不要再对孩子的身高抱有不切实际的幻想。

第二，孩子到了 14 岁才发现身高不理想，可见在此之前家长未曾给孩子做过任何身高管理，更不要说制作生长曲线图了。所以，请家长赶快准确测量孩子的身高和体重，并把结果记录在生长曲线图上，看看孩子的身高与他的同龄人相比到底处于什么位置。我相信这些孩子中的绝大多数身高都位于 3% 曲线以上，也就是说并不属于医学上定义的身材矮小。当把比较的对象从孩子身边的同学、朋友变成更大规模人群的时候，家长或许会发现自家孩子的身高问题并不像自己想象中那么严重。

第三，家长应该坐下来和孩子好好讨论一下，全家人在睡眠、饮食、运动方面是否存在可以改变的不良习惯。一旦发现，就要为了全家人的健康做出改变，并且制订实施和监督的细节方案，创造良好的睡眠、饮食、运动条件。

第四，当家长有任何疑问的时候，请别忘记寻求专业医务人员的帮助。找到自己信任的医生，带着孩子去医疗机构做一下有关生长发育的评估，家长心中的很多疑虑就会得到解决。像骨龄测定就是其中一项重要的检查。

孩子如果检测出来的骨龄小于生理年龄，就很有可能属于"晚长"的类型，还拥有较大的长高潜能。家长一方面不用过于担心，一方面也要根据医生的专业建议和本书的相关知识，做好孩子的身高管理，改善孩子长高的环境因素。

如果检查后，真的发现了生长问题，就需要尽快让孩子开始接受治疗。因为在大多数情况下，14岁孩子的骨骼已经趋于成熟，所以针对这个年龄阶段孩子的治疗除了使用生长激素促进生长板生长之外（如果生长板没有闭合），往往还需要使用一类叫作"促性腺激素释放激素类似物"的药物。

顾名思义，这种药物的结构和促性腺激素释放激素十分相近，不过"只具其形而不具其实"，两者的功能大相径庭。这种药物在使用后可以抑制性激素的分泌，从而延缓性早熟。从骨骼生长的角度去看，这类药物可以在一定程度上延缓生长板的闭合，从而留给生长激素更长的时间去发挥促进骨骼生长的作用。不过，任何药物都存在一定的副作用。具体到某一个孩子能不能使用这种治疗方式、需要治疗多长时间，都需要专业医生做出判断，家长应当配合与尊重医生的专业意见。

当然，还是希望更多的家长能够更早地看到这本书，可以从孩子小的时候就开始关注孩子的身高，规律地进行身高管理。如果能在更早的时间发现孩子身高增长的异常，家长就不会面临上面提到的尴尬了。

大长腿就是大高个吗？如何让孩子长长腿？

在本书第 3 章中，我们曾经提到，在给孩子测量身高的时候，还需要分别测量上部量、下部量以及它们的比值（US/LS）。这一比值在出生时约为 1.7，也就是上身的长度要超过下肢的长度，而 10 岁以后，这一比值逐渐接近并最终超过 1。这一过程也可以简单地理解为，10 岁以后，孩子的下肢长度会显著增长，逐渐占整体身高的 1/2 以上。所以说，孩子有大长腿，个子多半矮不了。

我们照相的时候，可以通过摆位和后期图像处理，让照片"形成"一双视觉上的大长腿。但在现实生活中，我们无法控制自己的身高，也不能控制腿的长度，因为遗传因素在这方面起了决定性作用。从总体上来看，下肢的长度和性别存在一定关系。在相同身高的情况下，男性的下肢长度要大于女性。也正是因为这个原因，在同一种族中，男性的平均身高要高于女性的平均身高。

让自己的孩子拥有一双大长腿，是很多家长的愿望。但是，在大自然面前我们自身的力量就显得过于渺小了。在孩子的成长过程中，下肢受伤的可能性更大。虽然基本都是因为意外，但是如果仔细分析，有些意外是可以避免的。所以，如果想让孩子有一双令人羡慕的大长腿，避免"可以避免"的下肢外伤可能是家长最需要关注的事情。

坊间还有一种说法，练习短跑可以促进双腿长度的增长。想一想印象中的短跑运动员，他们的腿的确很长，这种说法似乎有些道理。不过这两者之间的因果关系，目前还未得到切实的证明，因此不能做出确定的论断。但好在短跑也是一种不错的体育运动形式，所以，想让孩子拥有大长腿的家长也不妨试试这种方法。

下肢的力线关系很重要

要想养成"大长腿"，除了腿的绝对长度，还有一个重要的因素就是下肢的力线关系，也就是俗话说的腿的线条。

检验腿的线条是否标准，方法很简单：让孩子立正站好，保持双侧膝关节伸直。在正常情况下，孩子两条腿的膝关节内侧和踝关节内侧应该能够相互接触在一起。如果膝关节能够靠在一起，而踝关节不能靠拢，就形成了我们说的"X形腿"；反之，如果踝关节能够靠在一起，而膝关节不能，这时就形成了"O形腿"。无论是"X形腿"还是"O形腿"都会或多或少地给腿长/身高打些折扣。此外，严重的异常下肢力线关系还会造成膝关节的内外两侧受力不均、压力不等，这是引发韧带损伤、半月板损伤，乃至成人膝关节软骨退化磨损（骨性关节病）的主要原因之一。

下肢力线发展的钟摆现象

在正常情况下，随着孩子的生长发育，每个孩子的下肢力线关系会出现有规律的变化。这是一种生理性的正常现象。

如图 9-2 所示，婴儿刚出生的时候，腿形都是"O 形腿"，这和胎儿在妈妈子宫里的体位是有关系的。这种腿形会随着孩子开始走路而逐渐加重，直到 18 个月到 2 岁前后，孩子下肢的力线才会慢慢变直。此后，下肢力线向"X 形腿"发展，3 ～ 4 岁前后形成最为明显的"X 形腿"。但这并不是成人的下肢力线关系。4 岁以后孩子的腿形会再一次回正，直到 6 ～ 8 岁，孩子下肢的力线关系基本固定在成人的水平。孩子下肢力线关系的一系列生理性变化，即从"O"

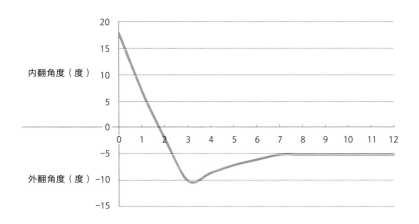

图9-2　儿童下肢力线随年龄增长发生的生理性钟摆现象

到正常，从正常到"X"，再从"X"到正常的过程，被称为"钟摆现象"。

如何检查下肢力线关系

经常有家长带着孩子来咨询："医生，您看我这个孩子是不是'O形腿'呀？"而这些孩子到了诊床上，两条小腿在骨科医生的手里就像变魔术一样瞬间就变直了。其实，骨科医生并不会变魔术，只不过家长忽略了一个重要的细节，就是要在标准体位下检查孩子的腿形。

为孩子检查下肢力线关系时，家长要让孩子平躺在床上，用双手分别握住孩子两侧的踝关节，使下肢向大脚趾的方向（内侧）旋转，保证孩子双侧膝关节前方的髌骨朝向正上方的天花板，把双腿并在一起，这就是检查下肢力线的标准体位了。需要保证每一次检查都是在标准体位下进行，这样才能把不同时间的几次检查结果进行比较。

这时家长可以用手机从正上方给孩子的双腿全长拍一张照片。如果你能够坚持在几年内连续拍照，你就能发现上面提到的生理性"钟摆现象"。虽然下肢力线关系问题是小儿骨科门诊中家长最常咨询的问题之一，但是绝大多数孩子都处在生理变化正常范围以内。

那么什么是异常呢？请你记住两个数字：6和8。对于任何年龄的孩子来说，当两侧踝关节靠在一起，而膝关节之间的距离大于6厘米时（O形腿），或者当膝关节靠在一起，而踝关节之间的距离大于

8 厘米时（X 形腿），都是不正常的情况，需要引起家长的注意。

　　一般情况下，两条腿的线条应该是对称的。在标准体位下，如果发现孩子的一条腿直，另一条腿弯，这时即使没有疼痛、活动受限等症状，家长也需要带孩子去医疗机构做个检查。

手长脚长的孩子，成年后身高一定高吗？

在医学上，并不存在这样的因果关系。孩子成年后的身高和小时候手脚长不长并没有必然的联系。

不过，儿童身高增长有一个特点，被称为"向心性生长"。所谓向心性指的是身高增长、肢体变长的过程，是按照由远端到近端的顺序进行的。也就是从脚到小腿，到大腿、骨盆、胸宽，再到肩宽，直至最后整个脊柱的生长。而上肢各部位生长的次序是从手开始，到前臂，再到上臂。

因为腿的长度对身高增长的贡献更为重要，我用下肢变长的过程举一个例子，让你更容易明白。当孩子身高快速增长时，家长首先看到的是孩子的脚长增长最为突出，穿了几个月的鞋就开始顶脚了。如果发现了这个情况，那么要恭喜你，孩子的生长高峰马上就要到来了，家长需要为孩子的营养、睡眠和运动做好充分的准备。

什么是生长痛，腿疼到底要不要去医院？

除了腿形，腿疼也是儿童骨科门诊最为常见的就诊原因之一，其中就包括"生长痛"。有调查显示，儿童生长痛的发生率为 10% ~ 20%，从名字上听上去，生长痛似乎是一种与生长相关的常见状况。

真的是这样吗？让我们以问答的形式讨论一下有关生长痛的相关知识。

多大年龄的孩子会发生生长痛？

答：生长痛多发生在 3 ~ 12 岁的学龄前和学龄儿童身上，并且女孩较男孩更为常见。虽然被称为"生长痛"，但是这种疼痛和身高快速生长的关系并不大，它更多地发生在孩子身高平稳增长的阶段。而不像大多数家长所认为的：生长痛发生在"猛长个子"的阶段。这种疼痛不会对孩子身高增长产生任何正面或者负面的影响。一般认为，生长痛的发生和运动后的疲劳有关系，而不是由骨头生长变长而引起的疼痛。

另外，如果孩子的腿疼真的发生在骨骼生长速度最快的青春期前后，这时可能首要考虑的情况就不再是生长痛了。

孩子总说腿疼，这是生长痛吗？

答：典型生长痛是具有一定特点的，先来说疼痛的部位。生长痛引起疼痛的部位分布于两条腿，多位于大腿和小腿肌肉的深部，也就是大腿或小腿按上去"相对软"的"肉"，而不是关节附近质地"相对硬"的"骨头"。生长痛多为单侧发作，可能左右两侧轮流发生。

在日常生活中，很多孩子都有过喊"腿疼"的经历，可是不同疼痛部位背后的原因也是不同的，如果不能准确地找出疼痛的具体位置，家长就很难确定孩子的"腿疼"是不是生长痛。另外，孩子对于疼痛位置的判断并不像大人那么敏感，有些孩子甚至能把髋关节（大腿根）的疼痛定位到膝关节。所以建议家长在孩子告诉你腿疼的时候，仔细地用自己的手一点一点按压孩子的腿部，明确地找出最疼的部位。如果疼痛点位于相对软的部位，再结合一些其他的病史、检查，就可以初步判断是生长痛；如果疼痛点位于相对硬的部位，特别是在关节周围、生长板附近，这时就不一定是生长痛了。当然，少数孩子的生长痛也会发生在手臂，需要注意的是上肢生长痛的症状绝对不是孤立出现的，而应该与腿部症状同时或先后出现。

生长痛的发作时间也有一定的特点，多在夜间发生，且程度较为剧烈，孩子可能因为疼痛从睡眠中醒来。因此家长除了孩子疼痛的具体部位外，还可以参考孩子疼痛的发生时间，做出初步的判断。

生长痛是疼痛一次就结束了吗？

答：不是的。生长痛具有反复性，多于傍晚或者夜间发生，严重的时候甚至会影响睡眠，使孩子因为疼痛从睡眠中醒来，疼痛通常在清晨后自行缓解。生长痛可以持续几天时间，每天晚上发作，但是在两次连续发作之间可能有数天到数月的间歇期。这种情况会持续 1 ～ 2 年的时间。

在没有外伤的情况下，如果孩子的腿疼症状持续 1 周以上且没有缓解的趋势，家长就应该带着孩子去医院检查。

生长痛需要治疗吗？

答：不需要，生长痛本身并不需要特殊治疗。绝大多数孩子的症状可以在症状发生后的 1 ～ 2 年内自行缓解。当生长痛在夜间发作时，家长可以帮助孩子在疼痛的部位，沿着肌肉的行走方向进行轻柔的按摩，这样就可以有效地使疼痛逐渐缓解。趁着这个机会，家长也可以顺便检查一下关节部位有没有压痛，局部皮肤是否完整，有没有红、肿、热的症状，以进一步排除其他疾病的可能。

孩子出现生长痛需要停止体育活动吗？

答：没有必要停止体育活动。单纯的生长痛不会影响到孩子在白天的步态和运动能力。如果孩子在白天出现跛行或者不能完成跑、跳等动作时，家长就应该想想是不是还有其他的原因造成孩子肢体的疼痛。

另外，孩子在日间的活动强度、活动量与夜间是否出现生长痛有关。夜间的生长痛发作往往都和白天过量的体育活动有关。所以，当生长痛发作时，家长只需要嘱咐孩子和老师避免让孩子参加过度的体育活动就足够了。适量的体育活动，可以帮助孩子分散注意力，尽快摆脱生长痛带来的痛苦。否则，疼痛问题会成为孩子关心的焦点和心理的负担，越疼越不敢动，越不动越疼，以致症状日趋严重。

孩子生长疼发作的时候，家长能做什么？

答：当孩子在夜间疼醒的时候，家长需要做的第一件事情就是安抚孩子。如果的确是由于生长痛而疼醒的话，心理的安抚再加上在孩子疼痛部位轻柔地按摩，疼痛一般会在短时间内缓解。

作为一种疾病，生长痛并没有明确的诊断标准，需要在排除其他疾病后才能够确定地做出诊断。除生长痛以外，其他可以引起下肢疼痛的疾病都需要医疗的及时介入，比如外伤、炎症、骨代谢性疾病，甚至肿瘤等。

所以，当孩子出现疼痛症状时，家长需要做的第一件事就是注意观察下肢疼痛部位的局部症状和孩子整体的情况。当孩子的疼痛位于关节附近，只有单侧肢体疼痛而不是双侧，第二天白天伴有明显的活动受限或跛行，疼痛伴有局部皮肤颜色（变红）、温度（变热）等改变，甚至出现发烧、体重减轻等全身症状时，就需要及时到医院就诊并进行相关检查。

发现孩子身高异常，该去医院检查哪些项目？

　　对家长而言，如果能坚持数年为孩子监测、描记身高生长曲线，就是对医生最大的帮助。虽然医疗机构都能够准确地测量孩子的身高，但那仅仅是单次测量的数据，连续测量变化趋势的意义要远远大于单次测量的意义。所以，在就诊时家长一定要带上孩子的生长曲线图。此外，在咨询期间医生还会向家长询问孩子亲属的相关病史，比如孕产史、喂养史、疾病史、用药史、手术史、外伤史等。在体格检查方面，医生除了须对孩子进行全面的检查外，还要针对一些与发育相关的项目进行详细的检查，比如第二性征的发育程度等。

　　用于检查身材问题常见的化验检查和影像检查可以分为以下几类。需要说明的是，由于每家医疗机构的习惯不同和每个孩子具体情况的不同，实际检查项目可能在此基础上有所增减。

　　常规类：血常规、生化检查。

　　生长激素相关：类胰岛素样生长因子，生长激素激发试验。

血糖相关：糖化血红蛋白。

甲状腺相关：甲功五项（T_3、T_4、游离 T_3、游离 T_4、促甲状腺激素）。

性激素相关：性激素六项（促卵泡激素、促黄体生成素、雌二醇、孕酮、睾酮、泌乳素）。

基因相关：染色体检查。

影像类：骨龄测定、甲状腺超声、女孩的盆腔超声、男孩的睾丸超声、脑垂体核磁等。

有的家长会问："身高不就是生长激素的问题吗？为什么要做这么多的化验检查呢？"你把问题想得太简单了，做化验其实就是一个鉴别诊断的过程。孩子的很多内分泌疾病都会导致身高发育的异常，如果没有找到真正的病因就草率地开始药物治疗，不但起不到任何治疗的效果，还会耗费大量时间和金钱，而且药物本身也有可能给孩子带来不良影响。

药物的有效性和安全性是医生在开始治疗前后都会关注的重点。一方面，医生每 1 ～ 3 个月要精准地测量、记录患者的身高，计算身高增长速度；另一方面，患者每 3 个月还要进行抽血。医生会依据综合治疗后的身高增长速度和血液检测结果来调整药物剂量。

"春天生长最旺盛，长个儿最快"，这种说法科学吗？

大家常说"一年之计在于春"，春天是万物复苏的季节，也是儿童生长发育的最佳季节。但是从目前医学的认知水平来看，并没有医学证据表明生长发育的速度快慢和某一特定的季节存在联系。

有趣的是，有些医学研究表明，在学期与学期之间的假期期间，儿童身高增长的速度最快。但这一现象与季节无关，可能与假期孩子课业压力较小、运动量增加、能够更长时间保持好心情有关系。

不过，即使没有科学的说法，家长依然不能忽视春天这个重要的季节，特别是在北方地区。春天阳光和煦、温度适宜，是我们带着孩子进行户外体育活动最好的季节。此外，春天开始后太阳又开始直射地球的北半球，更多的紫外线可以到达地面，无论是孩子还是我们成人，都可以通过室外活动获取更多的最天然、最经济的维生素 D。

造成身高异常的常见原因

　　在本书的第 3 章，我们讲到了一个非常简单实用的身高管理工具"生长曲线图"。通过描记孩子的身高生长曲线，就可以发现孩子身高增长的特点，同时了解孩子的身高在同龄人中处于什么水平，还可以知道孩子的生长速度及其变化趋势。这些数据都是孩子在生长过程中具有非常重要意义的资料。再次提醒各位家长，当孩子身高数据点位于生长曲线图中 3% 曲线（最下面一条曲线）以下或者 97% 曲线（最上面一条曲线）以上时，家长就应该高度注意了。这意味着孩子的身高出现了异常，需要进一步进行医学上专业的评估和干预。

　　身高异常本身只是一种外在表象，其背后可能隐藏着一些更为严重的病症，就像咳嗽、发烧可能是肺炎的一些症状表现。此时就需要专业医生来找寻潜伏在身高异常背后的真正原因。作为总结，我来帮助各位家长回顾一下可能造成儿童身高异常的几种最常见的原因。

生长激素相关因素异常造成的矮小

当人体生长激素分泌不足时引发的疾病被称为"生长激素缺乏症"。这种分泌不足可能是先天的，也可能是继发于脑垂体的一些疾病。先天性的完全性生长激素缺乏症相对比较典型，患有这种疾病的孩子出生后就会出现生长障碍、骨龄延迟、低血糖、延迟性黄疸等问题，所以可以较早地发现他们的生长异常。至于那些部分生长激素缺乏或者生长激素不敏感的孩子，他们的身高虽然偏低，但是依然可能位于同龄儿童正常身高范围内，这时就需要结合身高管理的数据和一些化验检查指标来综合分析了。

针对这些情况，孩子的身材矮小仅仅是因为生长激素分泌不足这个单一因素造成的，所以这些孩子最适合使用生长激素进行替代治疗，用外源性的生长激素补充自身生长激素分泌的不足。当身体内的生长激素达到正常水平后，这些孩子的生长发育就会相应地恢复正常。

另外，生长激素分泌过多也是一个问题，会导致另一种疾病。前文中提到过，生长激素是由垂体前叶的生长激素细胞分泌的。垂体前叶组织内存在腺瘤时，就可能会引发生长激素的过度分泌，在高浓度的生长激素作用下会导致具有生长潜力的组织过度生长。如果生长激素的过度分泌发生在儿童或者青少年时期、生长板闭合之前，随着长骨的快速变长，孩子的身高就会异常增高，此时被称为"垂体性巨人症"；如果发生在生长板闭合后，由于长骨的生长已经停止，生长激素会转而刺激皮肤、软组织和其他部位骨骼的生长，患者就会出现特征性的下颌部增大，以及手、足的增大和肿胀，此时被称为"肢端肥大症"。

由于核磁共振检查对于脑部神经组织的结构改变非常敏感，可以在更早的阶段发现这些具有分泌功能的腺瘤组织，所以除了上面提到的各种临床症状，往往需要使用核磁共振技术对头部进行检查才能最终做出明确诊断。

其他内分泌代谢紊乱造成的矮小

一些儿童内分泌系统疾病会导致身材异常，甲状腺功能减退就是其中常见的原因之一。

甲状腺位于人体颈部的前方，也是一个重要的内分泌器官，主要的功能是制造并分泌甲状腺素，维持人体正常新陈代谢的速率。但对孩子而言，甲状腺素还有两个重要的功能，那就是它可以直接影响孩子的生长发育和智力发展。

各位家长千万不要以为只有成人才会出现甲状腺的问题。其实不然，儿童甚至刚刚出生的婴儿也可能患上甲状腺的疾病。患有先天性甲状腺功能减退的孩子如果没有及时治疗，就会出现身材矮小且智力水平低下的情况。需要指出的是，这种智力低下是很难通过后期的治疗得到改善的，会对孩子造成不可逆的长远影响。所以，甲状腺功能低下造成的身材矮小也被称为"呆小症"。这种情况与生长激素缺乏造成的身材矮小完全不同，患有生长激素缺乏症的孩子的智力水平是不会受到影响的。

好在，先天性甲状腺功能减退是儿童甲状腺疾病中相对特殊的一种疾病，而且因为对孩子的影响大，所以新生儿出生后都会常规性地通过足跟血化验进行筛查，家长不需要过度紧张。但在临床评估孩子身材矮小原因的过程中，医生还是要考虑到是否存在甲状腺疾病给孩子的身高增长带来了影响。

下面再来说一说维生素 D 缺乏造成的佝偻病。佝偻病是维生素 D 摄入不足或者代谢障碍导致孩子缺钙而引发的一系列问题。患了佝偻病的孩子，会发生手腕部增宽、下肢内翻畸形（O 形腿）、牙釉质发育不全、低钙抽搐等情况，而且往往会出现生长迟缓。

由于维生素 D 缺乏而患上佝偻病的孩子，只需要补充足量的维生素 D，就可以明显地改善佝偻病的症状。现如今，典型的佝偻病已经非常罕见了，但是维生素 D 的缺乏仍然很常见。在本书的前文已经提过，太阳光中的紫外线是人体转化合成维生素 D 最主要的因素。再次嘱咐各位家长，在天气好的时候，一定要带孩子走进大自然，投入到阳光的怀抱。因为这是最天然、最经济的补充维生素 D 的方式。

性早熟

女孩在 8 岁前、男孩在 9 岁前出现第二性征，比如女孩的胸部开始发育、男孩的睾丸开始增大，就会被认为发生了性早熟。由于性激素被提前大量释放，生长板会提前闭合，身高的增长也就受到了限制。所以门诊在检查的过程中也会对所有矮小的孩子进行第二性征发育情况的检查和评估。

虽然说有很多疾病，甚至肿瘤都可能引起性早熟，但是日常生活中也存在着很多其他可能诱发孩子发生性早熟的因素，应该特别引起家长的关注。有一些食物是容易诱发性早熟的，应该避免孩子过多食用。比如说，快餐、油炸类食品，像汉堡、炸鸡、薯条都应该少吃；生长周期很短的畜类、禽类的肉，比如鸡肉、鸭肉等要尽量少吃；高脂肪、高糖分的食物，比如各种饮料、零食和糕点要少吃，反季节蔬菜水果也要少吃。更值得注意的是，在选择乳制品的时候，要避免选择牛初乳，因为牛初乳中含有较高的性激素，有促进性早熟的作用，也是不适宜孩子食用的。

此外，我们日常生活中离不开的塑料制品、化妆品中都含有邻苯二甲酯，这种物质不但会引发性早熟，对人类的生殖系统也有害。据研究，邻苯二甲酯会从保鲜膜、塑料袋等塑料容器中转移到食物的脂肪层，从而被人体吸收。所以，当我们为宝宝准备食物时，最好避免过多使用塑料袋、塑料碗等。再给各位妈妈提一个建议，应该尽量避免给孩子使用成人化妆品，减少孩子与外源性激素或者类激素物质接触的风险。

除了以上几种情况，引起孩子身材异常，特别是身材矮小的因素还有很多。像家庭遗传和染色体异常、消化系统疾病、肾脏疾病等，都会影响身体和骨骼的发育，导致孩子身材矮小。不过家长也不需要过度恐慌，很多疾病只要尽早诊断、尽早治疗，现代医学还是可以给很多孩子提供生长空间的。

　　为什么要尽早治疗？我想看到这里很多家长已经能够自己说出答案了。这其中最重要的原因就是前文中再三强调过的"生长板"，生长板的开放状态是有一定时限的，针对身材矮小的治疗一定要在生长板闭合之前、具有生长潜力时进行；否则，就不是药物可以解决的了。

孩子体重超重，还能长高吗？

孩子体重超重或者肥胖会在一定程度上影响身高的发育，这一点在前面的文字中已经进行了讨论。总结一下，有以下三点需要家长注意：

第一，超重或者肥胖的孩子在饮食结构或者饮食习惯上多多少少存在问题，比如摄入过多的淀粉类食物、油炸食品等。

第二，超重或肥胖的孩子往往缺乏足够有效的体育锻炼。

第三，对女孩而言，超重和肥胖尤其有可能促使青春期提前到来，使身高增长的时间缩短，不利于孩子成年后的身高达到理想水平。

除了影响身高，儿童和青少年的超重或肥胖还与不同系统的疾病相关，会使他们在成年后罹患相关疾病的风险增加。比如心血管系统中的高血压、高血脂、动脉硬化相关疾病；内分泌系统中的 2 型糖尿病等。

所以说，家长需要像关心孩子的身高一样关注孩子体重的发展和变化。孩子的体重，不仅关系到身高，更关系到孩子一生的健康。

　　孩子年龄稍大后，也许自己就会意识到超重或肥胖给自己带来的除了身体上的负担，还有心理上的压力。这时，孩子也许会自己提出减肥的想法。调整作息时间、改变饮食结构、增加体育运动，对孩子来说都是很好的减重方法。切记，通过减肥药与节食减肥，是万万不可的，甚至可能会弄巧成拙地阻碍孩子正常生长发育或者引发其他疾病。

总觉得孩子矮，家长应该做这 5 件事

1. 正确测量身高，关注孩子身体的变化。

2. 从今天开始描记（补记）生长曲线图。

3. 好好吃饭，好好睡觉，好好运动。

4. 如果孩子不是已经临近青春期，应该再给孩子一段为期 3 ~ 6 个月的观察时期。

5. 必要时带孩子去寻求专业医生的帮助。

最后，衷心希望读了本书的家长从现在开始就给自己的孩子做好身高管理，不要等到过了孩子身高的生长年龄、生长板接近闭合之时才想起来要关注孩子的身高，到那时就为时已晚了。